ナチス・ドイツの優生思想

断種と「安楽死」政策を検証する

中西喜久司
nakanishi kikuji

文理閣

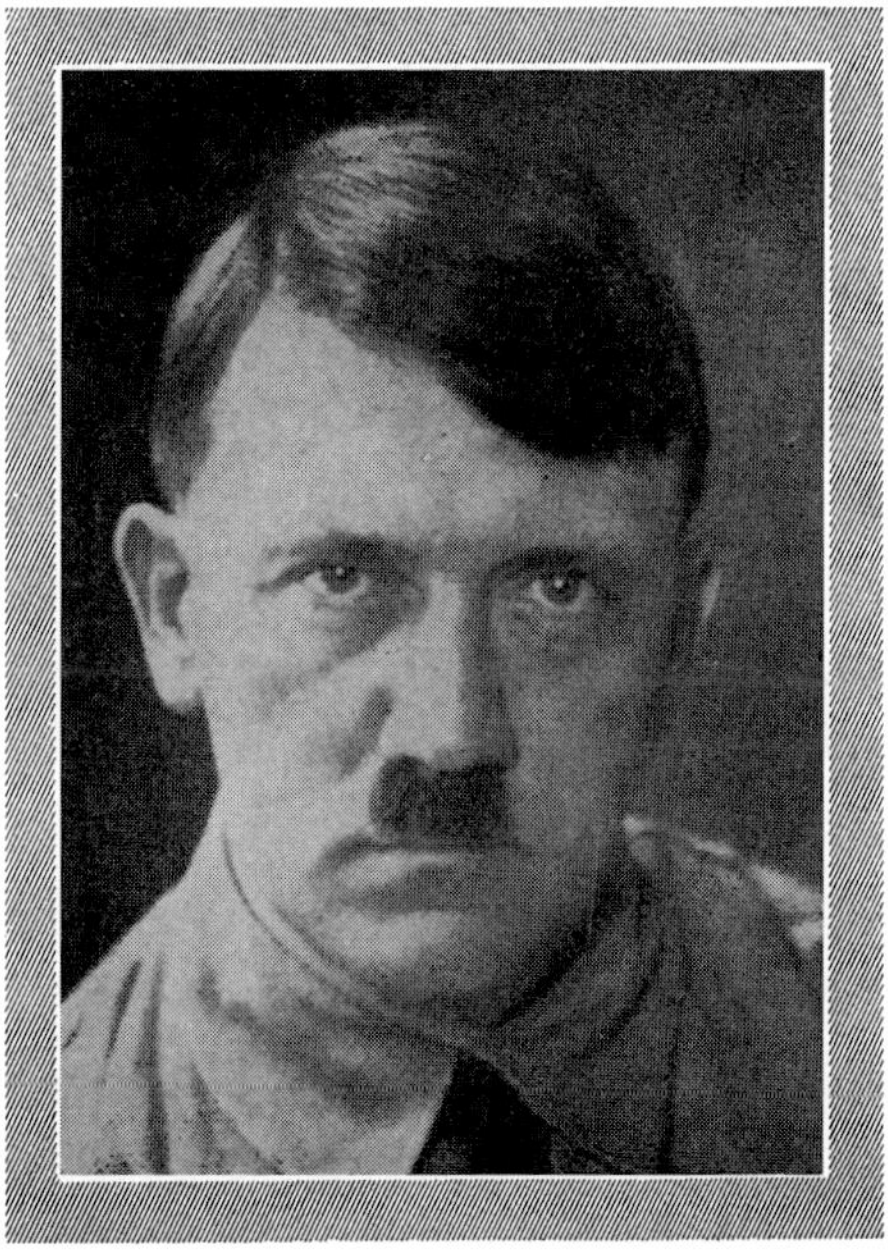

アドルフ・ヒトラー（1889－1945）

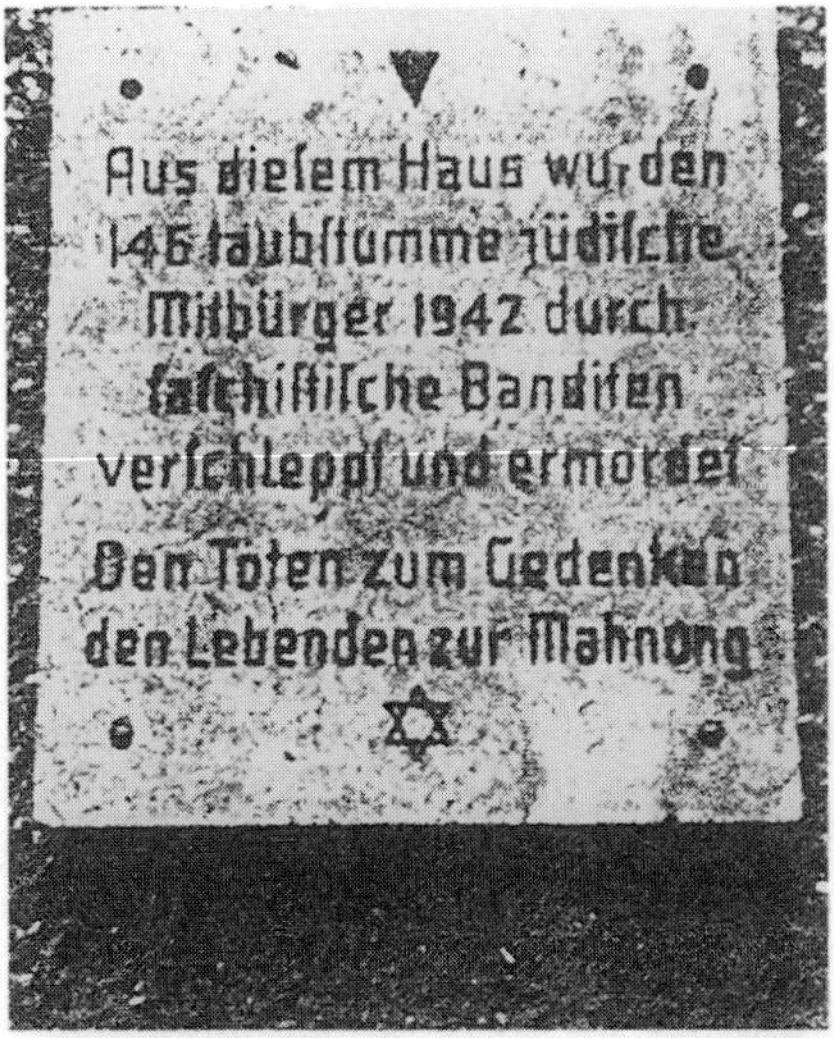
Aus diesem Haus wurden
146 taubstumme jüdische
Mitbürger 1942 durch
faschistische Banditen
verschleppt und ermordet
Den Toten zum Gedenken
den Lebenden zur Mahnung

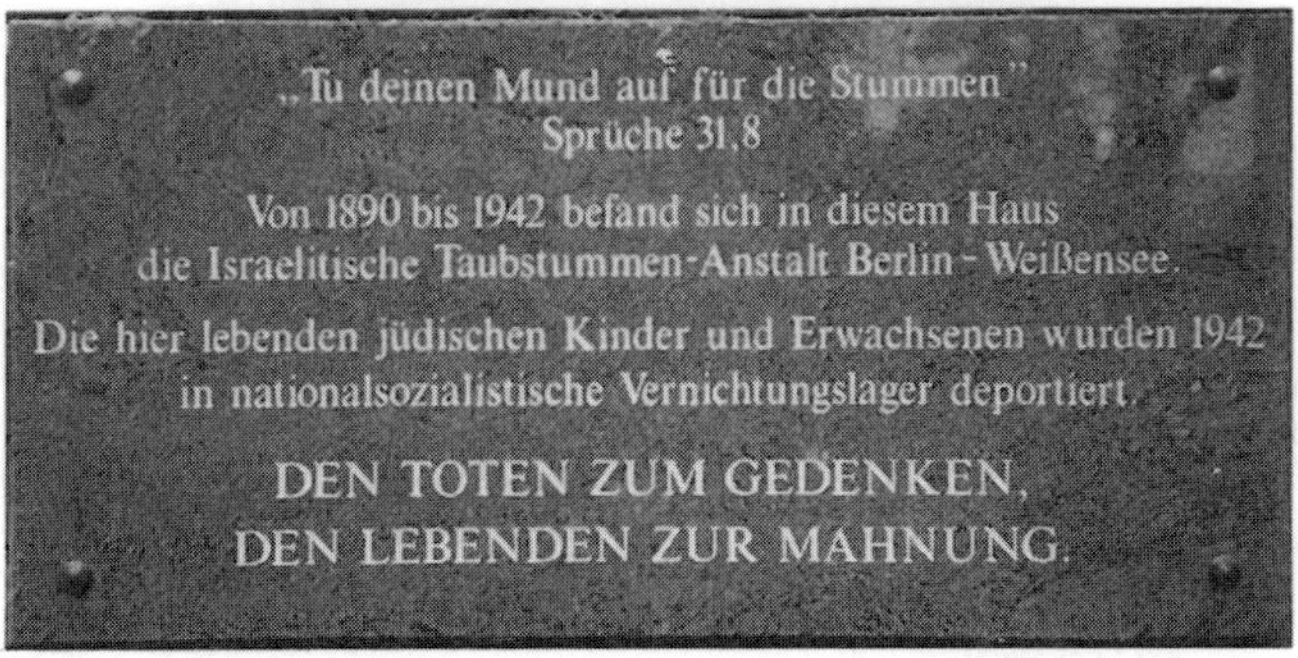

死せる者を悼み、生ける者への警告として

ワイセンゼーユダヤ人ろう学校の入口に打ちつけられた碑銘

（上）1990年頃までの碑銘
（下）現在の碑銘（ベルリンの聴覚障害者エンケ氏撮影）
（本文22ページ参照）

Schleswig, den 1934.

Die mit der Durchführung des Gesetzes „zur Verhütung erbkranken Nachwuchses" vom 14. Juli 1933 (R.G.Bl. I. —1933— Nr.86) betrauten Stellen werden von uns sichere Unterlagen bezgl. der gehörlosen Kinder erwarten, die nach dem Wortlaut unter das Gesetz fallen. Es sind dies nach §1 Abs. 2 des Gesetzes diejenigen, die an „erblicher Taubheit" leiden.

Unsere Personal- und ärztlichen Fragebogen geben uns nach der Seite der Ursache der Taubheit nur geringe Auskunft, da sie lediglich den Zweck verfolgen, die Bildungsfähigkeit des Kindes nachzuweisen und in dieser Beziehung ein Unterschied zwischen ererbter und erworbener Taubheit ohne Belang ist.

Wir möchten Sie darum bitten, uns durch möglichst eingehende Beantwortung des beiliegenden Fragebogens die fehlenden Unterlagen verschaffen zu helfen, die für die restlose und erfolgreiche Durchführung des Gesetzes unbedingt erforderlich sind.

Wir wissen, daß wir Ihnen keine geringe und erfreuliche Arbeit zumuten, hoffen aber, daß Sie auch diese Gelegenheit begrüßen werden, an der Aufartung unseres Volkes, die das Gesetz letzten Endes will, mitarbeiten zu können.

Es handelt sich um eine wertvolle Mithilfe an der Vollendung des Werks unseres Führers Adolf Hitler; denn nach ihm soll bekanntlich der rassenhygienische Gedanke ein Eckpfeiler in der Gestaltung und im Ausbau des Dritten Reiches werden.

„Wir müssen", wie Prof. Dr. Eugen Fischer, der Direktor des Kaiser-Wilhelm-Instituts, sagt, „den Inhalt unserer ethischen Pflichten, den Inhalt unseres Gewissens nach der Seite der kommenden Generation verschärfen. Wir müssen zu unserer Nächstenliebe eine „Fernstenliebe" fügen, die unsern Enkeln und Urenkeln gilt. Wir müssen nicht nur unser Volk lieben, in dem wir sind, sondern zu dem wir einst werden."

Wir dürfen darum auf Ihre wertvolle Mithilfe rechnen und um baldige Rücksendung des Fragebogens bitten!

Mit Heil Hitler!

Der Direktor der Landes-Taubstummen-Anstalt.

Rücksendung des Fragebogens bis zum ______________ 1934 an die Landes-Taubstummen-Anstalt Schleswig, Lutherstraße 14 erbeten.

1　ドイツ帝国の至上の存在へむけて、シュレスウィヒろう学校長の手紙
（本文32ページ参照）

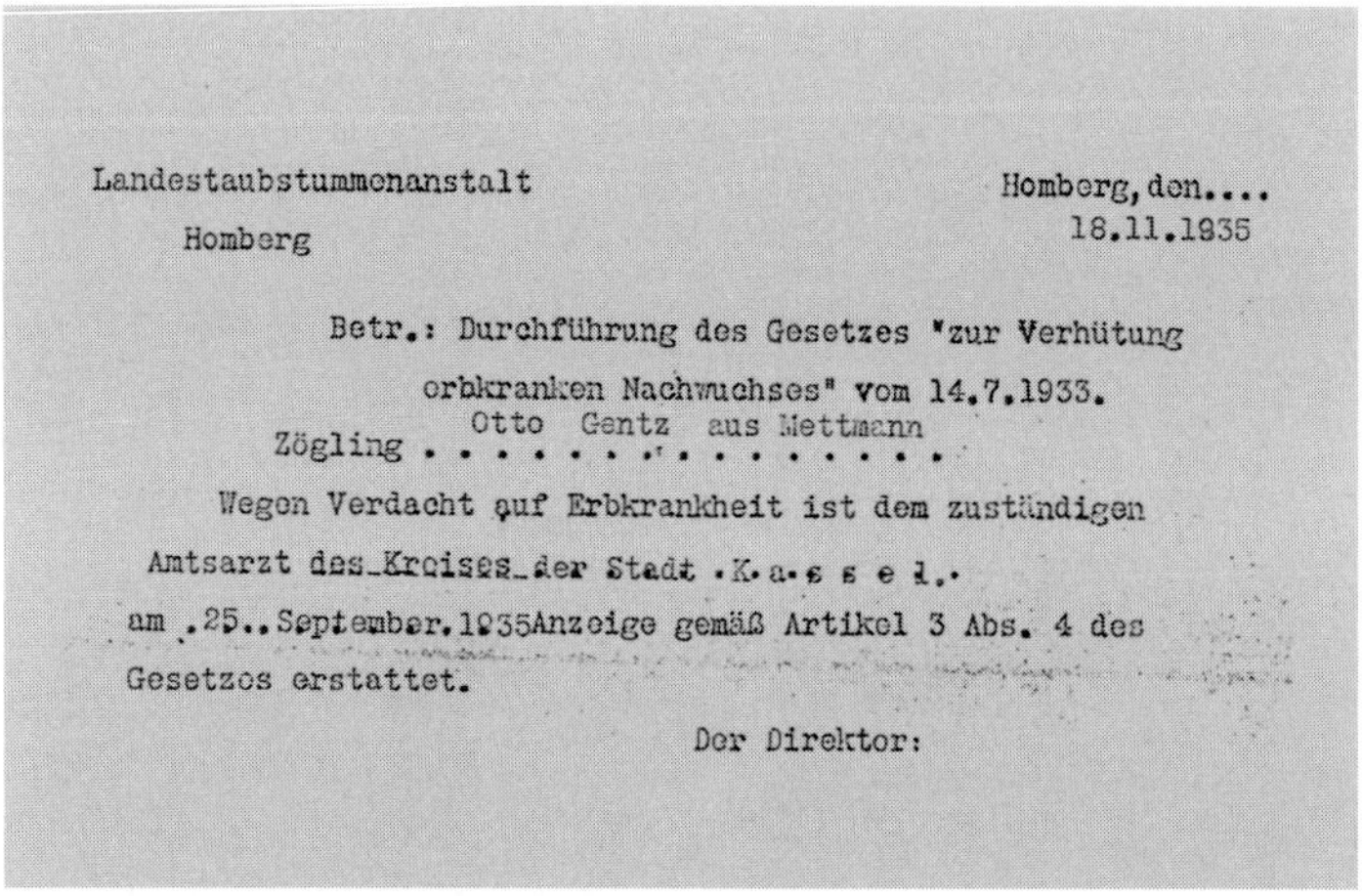

Landestaubstummenanstalt Homberg, den....

Homberg 18.11.1935

Betr.: Durchführung des Gesetzes "zur Verhütung erbkranken Nachwuchses" vom 14.7.1933.

Zögling . . Otto Gentz aus Mettmann . . .

Wegen Verdacht auf Erbkrankheit ist dem zuständigen Amtsarzt des Kreises der Stadt . K a s s e l . am .25.. September. 1935 Anzeige gemäß Artikel 3 Abs. 4 des Gesetzes erstattet.

Der Direktor:

2　ホンベルクろう学校の生徒の断種についての通告（本文34ページ参照）

Nr. ______

Rassenpolitisches
Amt der NSDAP.
Reichsleitung

und

Reichsbund
Deutsche Familie
der Reichsbundesleiter

B e r l i n W 15, Sächsische Straße Nr. 69.

==

An den Leiter der Taubstummenschule in Schleswig

Betrifft: Erbbiologische Sichtung (Streng vertraulich

Für die erbbiologische Sichtung des RDF. erbitte ich zur Arbeitsersparnis
an Stelle des bisher erforderlichen Zeugnisabschriften über die nachgen
nannte Familie die umstehende Auskunft, soweit Familienangehörige die
dortige Schule besuchten oder besuchen. Die Familie darf unter keinen
Umständen davon erfahren. Für lückenlose Beantwortung sage ich im voraus
besten Dank.

Antwort erbeten an: Reichsbund Deutsche Familie
Landesleitung Schleswig-Holstein
Kiel, Sophienblatt 23, Fernruf 8138

Heil Hitler!

I.A.

gez. Unterschrift.

Anlage: Freiumschlag

Zu beurteilende Familie:

Name des Haushaltungsvorstandes: Otto S[redacted]
Wohnort: Grömitz Straße: Neustädterstr.

1. Kind Karl-Heinz S[redacted] geb. am 14.10.27

1. Welche Kinder besuchen eine Sonderschule? (Hilfsschule, Taubstummenschule, Blinden=schule.) Name und Ort der Schule	Karl-Heinz S[redacted] Landesgehörlosenschule Schleswig, seit 1936
2. Wurde oder wird voraussichtlich das Ziel der Volksschule nicht erreicht? Von wem?	Karl-Hein ist Schüler einer schwach befähigten Klasse, in derem Rahmen er voraus=sichtlich das Ziel der Lan=desgehörlosenschule erreich wird.
3. Haben Sie an den Kindern Anzeichen körperlicher Mißbildung oder Gebrechen, wie Epilepsie, Schwachsinn oder krankhaf ter Neigungen bemerkt?	Nein
4. Bei mangelhafter Leistung: Halten Sie die betr. Kinder trotzdem für durchschnittlich begabt? Woraus erklären Sie dann die mangelhafte Leistung?	Nein

3　シュレスウィヒろう学校長へ家族調査を依頼する文書（本文39ページ参照）

5. Bitte reihen Sie die Kinder mit ihren umstehenden Ordnungsnummern in die nebenstehenden Begabungsstufen ein	schwach begabt	unter Durchschn. begabt	durchschn. begabt	über durchschn. begabt	Hochbegabt
		Nr. 1			
6. Haben Sie Merkmale charakterlicher Minderwiertigkeit festgestellt? Bei welchem Kinde? Welche?	Nein				
7. Ist das Elternhaus um das Wohl der Kinder besorgt? (Körperpflege und Kleidung, Überwachung der Hausaufgaben, sonst. erzieherischer Einfluß der Eltern und Geschwister, etwaiger mißbräuchliche Ausnützung des Kindes zu Verdienstzwecken)	Nicht bekannt.				
8. Befinden sich Sippen-Mitglieder in einer Hilfsschule, Erziehungsheim, Heilanstalt, Sicherungsverwahrung usw.? Welche?	Nicht bekannt.				

9. Letzten Zensuren in Ziffern, sowie die dafür geltenden Notenstufen:

	1. Kind
Sprache	4
Rechnen	4
Leibesübungen	3
Handarbeit	3
Notenstufen	1-6

Bemerkungen
1 = sehr gut
2 = gut
3 = befriedigend
4 = ausreichend
5 = nicht ausreichend
6 = ungenügend.

Ort und Tag: Schleswig, 22. Juni 1943. Unterschrift des Schulleiters:
Der Direktor der L.G.Sch. mit Heim
I.V.
gez. Obrecht.

= = = = = = = =

O.

1.) Fragebogen beantwortet zurück;
2.) Z.d.A. "Schumacher".

22.6.43.

gpfr. R.
ab: 22.6.43

4　3に対する校長の回答（全体で4葉あるが、最後のページのみしるす）
（本文39ページ参照）

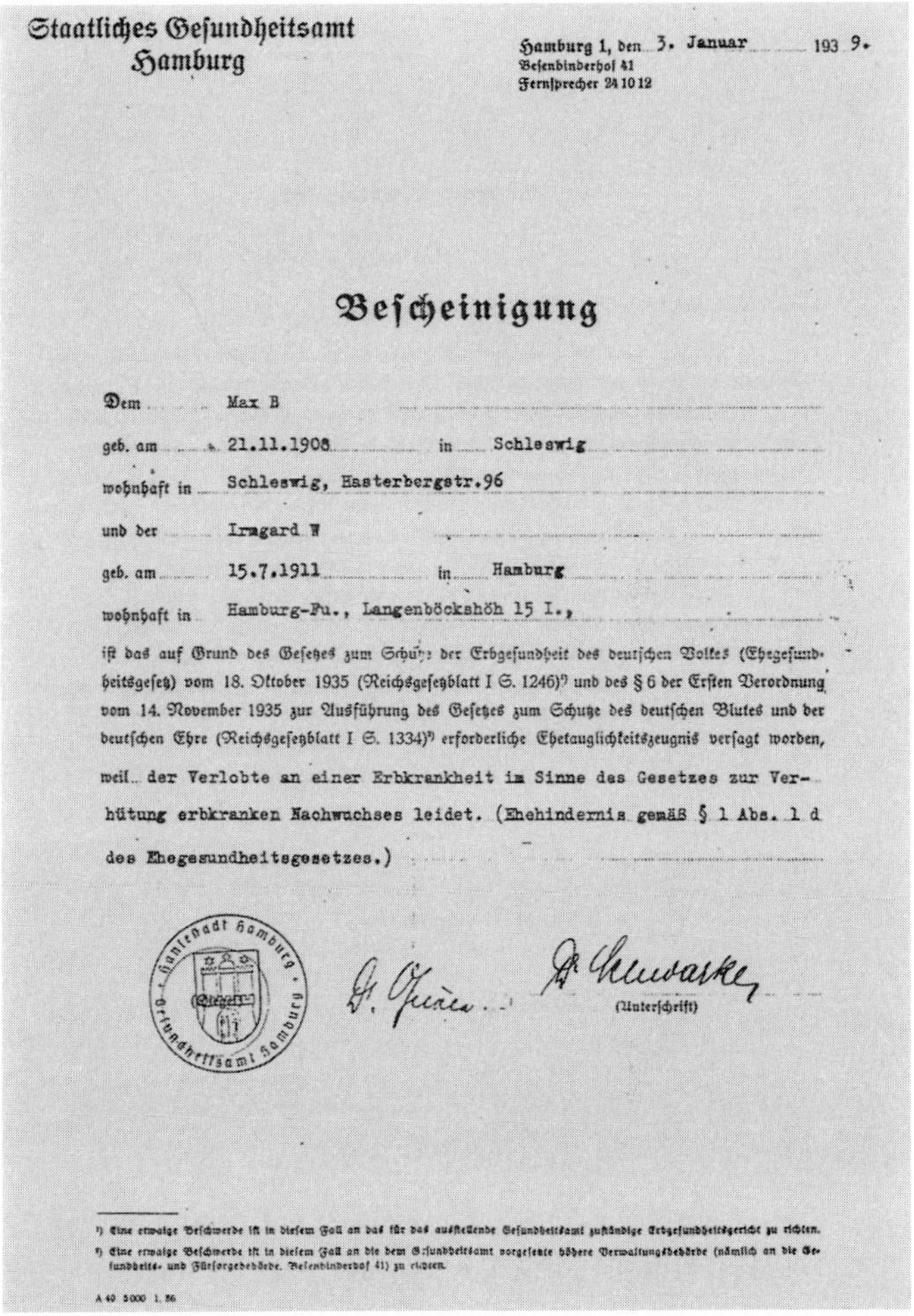

Staatliches Gesundheitsamt
Hamburg

Hamburg 1, den 3. Januar 1939.
Besenbinderhof 41
Fernsprecher 24 10 12

Bescheinigung

Dem Max B

geb. am 21.11.1908 in Schleswig

wohnhaft in Schleswig, Hasterbergstr.96

und der Irmgard W

geb. am 15.7.1911 in Hamburg

wohnhaft in Hamburg-Fu., Langenböckshöh 15 I.,

ist das auf Grund des Gesetzes zum Schutz der Erbgesundheit des deutschen Volkes (Ehegesundheitsgesetz) vom 18. Oktober 1935 (Reichsgesetzblatt I S. 1246)[1] und des § 6 der Ersten Verordnung vom 14. November 1935 zur Ausführung des Gesetzes zum Schutze des deutschen Blutes und der deutschen Ehre (Reichsgesetzblatt I S. 1334)[2] erforderliche Ehetauglichkeitszeugnis versagt worden,

weil der Verlobte an einer Erbkrankheit im Sinne des Gesetzes zur Verhütung erbkranken Nachwuchses leidet. (Ehehindernis gemäß § 1 Abs. 1 d des Ehegesundheitsgesetzes.)

(Unterschrift)

[1] Eine etwaige Beschwerde ist in diesem Fall an das für das ausstellende Gesundheitsamt zuständige Erbgesundheitsgericht zu richten.

[2] Eine etwaige Beschwerde ist in diesem Fall an die dem Gesundheitsamt vorgesetzte höhere Verwaltungsbehörde (nämlich an die Gesundheits- und Fürsorgebehörde, Besenbinderhof 41) zu richten.

A 40 3000 1. 36

5　結婚適格否認通告文書（本文43ページ参照）

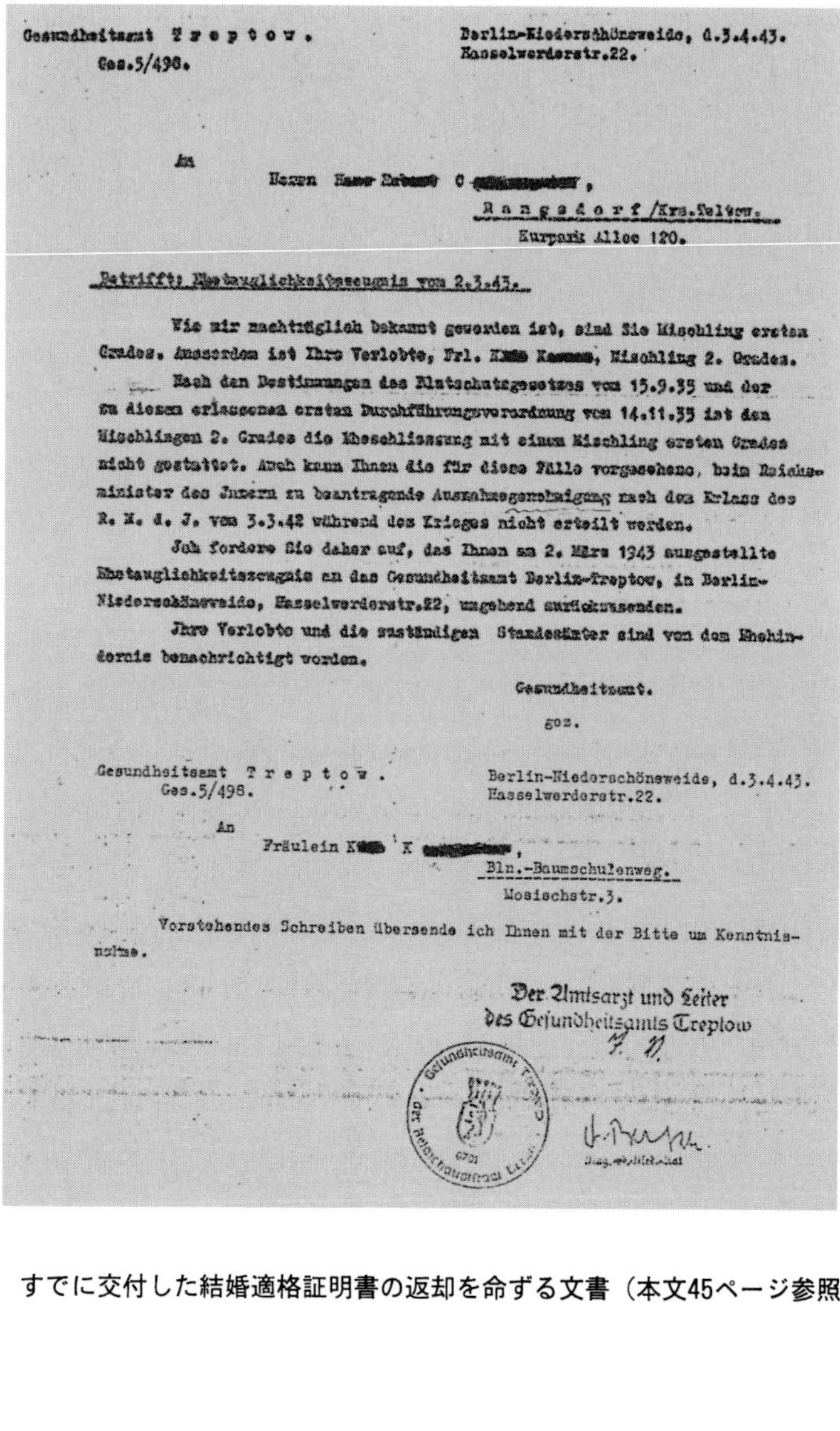

Gesundheitsamt T r e p t o w .　　　Berlin-Niederschöneweide, d.3.4.43.
Ges.5/498.　　　Hasselwerderstr.22.

An

Herrn [redacted] C[redacted],

R a n g s d o r f /Krs.Teltow.

Kurpark Allee 120.

Betrifft: Ehetauglichkeitszeugnis vom 2.3.43.

Wie mir nachträglich bekannt geworden ist, sind Sie Mischling ersten Grades. Ausserdem ist Ihre Verlobte, Frl. K[redacted] K[redacted], Mischling 2. Grades.

Nach den Bestimmungen des Blutschutzgesetzes vom 15.9.35 und der zu diesem erlassenen ersten Durchführungsverordnung vom 14.11.35 ist den Mischlingen 2. Grades die Eheschliessung mit einem Mischling ersten Grades nicht gestattet. Auch kann Ihnen die für diese Fälle vorgesehene, beim Reichsminister des Innern zu beantragende Ausnahmegenehmigung nach dem Erlass des R. M. d. J. vom 3.3.42 während des Krieges nicht erteilt werden.

Ich fordere Sie daher auf, das Ihnen am 2. März 1943 ausgestellte Ehetauglichkeitszeugnis an das Gesundheitsamt Berlin-Treptow, in Berlin-Niederschöneweide, Hasselwerderstr.22, umgehend zurückzusenden.

Ihre Verlobte und die zuständigen Standesämter sind von dem Ehehindernis benachrichtigt worden.

Gesundheitsamt.

gez.

Gesundheitsamt T r e p t o w .　　　Berlin-Niederschöneweide, d.3.4.43.
Ges.5/498.　　　Hasselwerderstr.22.

An

Fräulein K[redacted] K [redacted],

Bln.-Baumschulenweg.

Mosischstr.3.

Vorstehendes Schreiben übersende ich Ihnen mit der Bitte um Kenntnisnahme.

Der Amtsarzt und Leiter
des Gesundheitsamts Treptow

6　すでに交付した結婚適格証明書の返却を命ずる文書（本文45ページ参照）

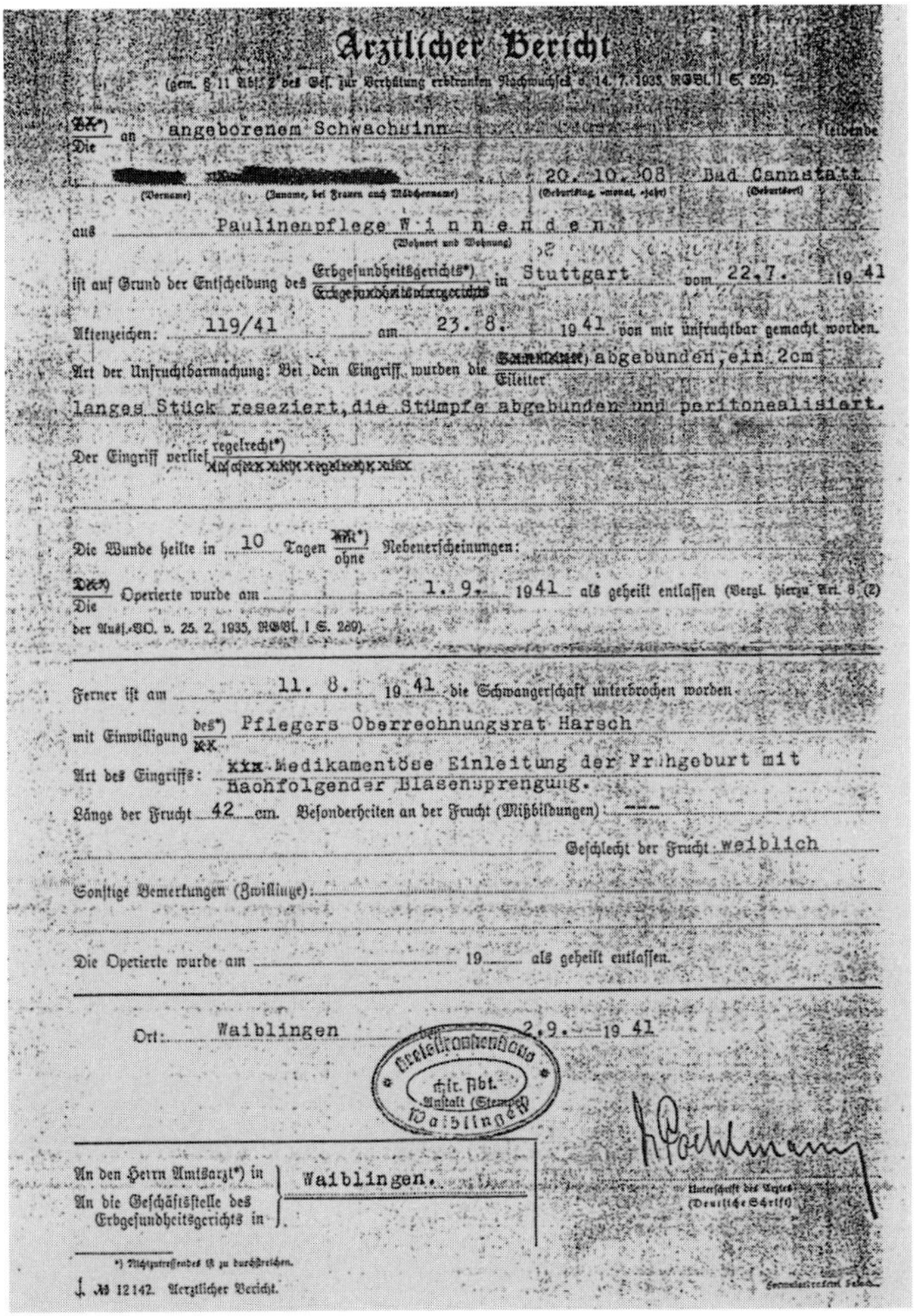

Ärztlicher Bericht

(gem. § 11 Abs. 2 des Ges. zur Verhütung erbkranken Nachwuchses v. 14. 7. 1933, RGBl. I S. 529).

~~Der~~*) / Die an angeborenem Schwachsinn leidende

[redacted] 20. 10. 08 Bad Cannstatt

(Vorname) (Zuname, bei Frauen auch Mädchenname) (Geburtstag, -monat, -jahr) (Geburtsort)

aus Paulinenpflege Winnenden

(Wohnort und Wohnung)

ist auf Grund der Entscheidung des Erbgesundheitsgerichts*) / ~~Erbgesundheitsobergerichts~~ in Stuttgart vom 22.7. 1941

Aktenzeichen: 119/41 am 23. 8. 1941 von mir unfruchtbar gemacht worden.

Art der Unfruchtbarmachung: Bei dem Eingriff wurden die ~~Samenleiter~~*) / Eileiter abgebunden, ein 2cm langes Stück reseziert, die Stümpfe abgebunden und peritonealisiert.

Der Eingriff verlief regelrecht*) / ~~nicht regelrecht~~

Die Wunde heilte in 10 Tagen ~~mit~~*) / ohne Nebenerscheinungen:

~~Der~~*) / Die Operierte wurde am 1. 9. 1941 als geheilt entlassen (Vergl. hierzu Art. 8 (2) der Ausf.-VO. v. 25. 2. 1935, RGBl. I S. 289).

Ferner ist am 11. 8. 1941 die Schwangerschaft unterbrochen worden

mit Einwilligung des*) / ~~der~~ Pflegers Oberrechnungsrat Harsch

Art des Eingriffs: ~~xxx~~ Medikamentöse Einleitung der Frühgeburt mit nachfolgender Blasensprengung.

Länge der Frucht 42 cm. Besonderheiten an der Frucht (Mißbildungen): ---

Geschlecht der Frucht: weiblich

Sonstige Bemerkungen (Zwillinge):

Die Operierte wurde am 19 als geheilt entlassen.

Ort: Waiblingen 2.9. 1941

(Kreiskrankenhaus Chir. Abt. Waiblingen — Anstalt (Stempel))

(Unterschrift) Unterschrift des Arztes (Deutsche Schrift)

An den Herrn Amtsarzt*) in / An die Geschäftsstelle des Erbgesundheitsgerichts in Waiblingen.

*) Nichtzutreffendes ist zu durchstreichen.

№ 12142. Ärztlicher Bericht.

7　剔出胎児身長42センチ（医師報告）（本文51ページ参照）

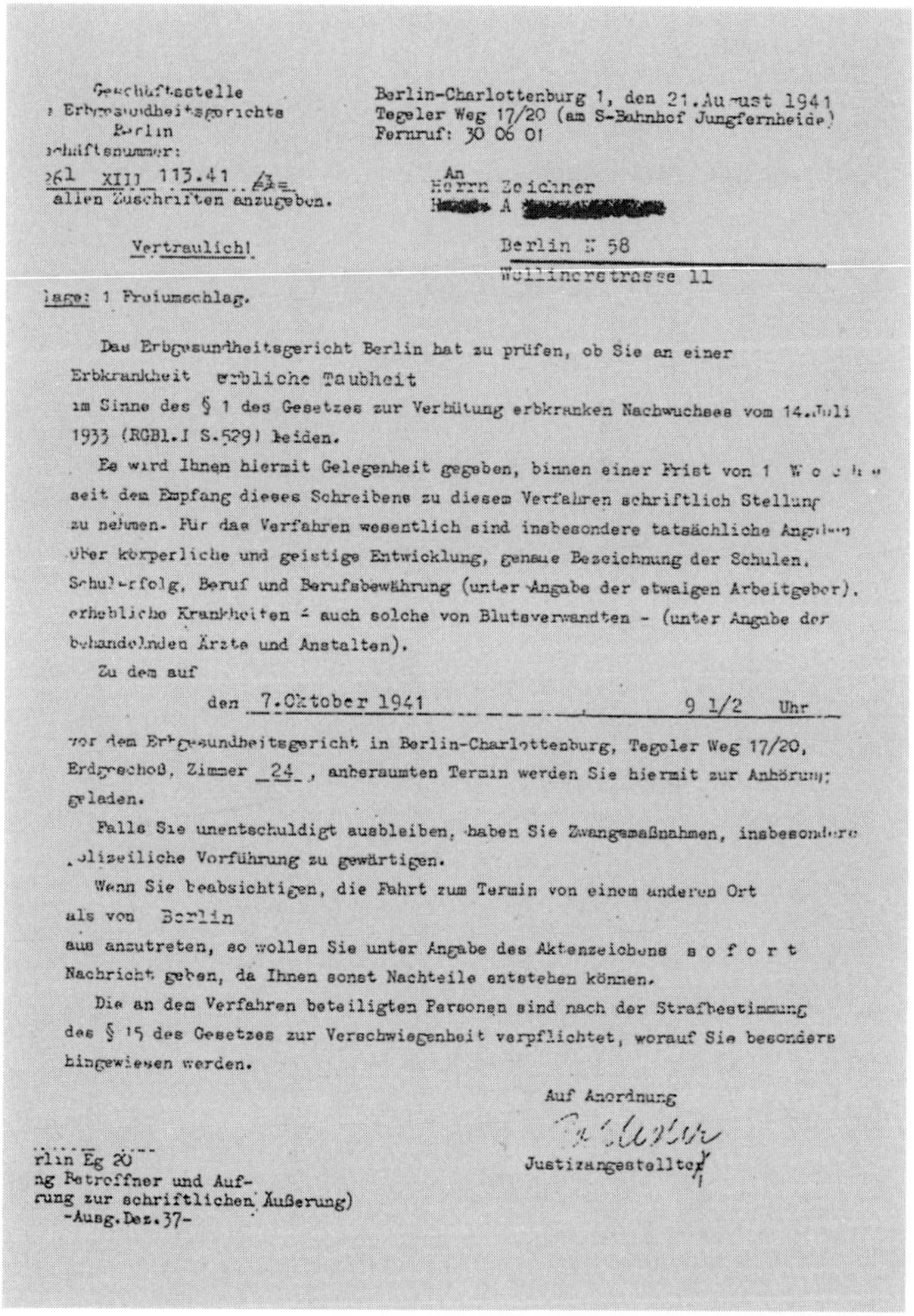

Geschäftsstelle
s Erbgesundheitsgerichts
Berlin
schäftsnummer:

261 XIII 113.41 ..
allen Zuschriften anzugeben.

Berlin-Charlottenburg 1, den 21.August 1941
Tegeler Weg 17/20 (am S-Bahnhof Jungfernheide)
Fernruf: 30 06 01

An
Herrn Zeichner
H[redacted] A [redacted]

Berlin N 58
Wollinerstrasse 11

Vertraulich!

lage: 1 Freiumschlag.

Das Erbgesundheitsgericht Berlin hat zu prüfen, ob Sie an einer Erbkrankheit erbliche Taubheit im Sinne des § 1 des Gesetzes zur Verhütung erbkranken Nachwuchses vom 14.Juli 1933 (RGBl.I S.529) leiden.

Es wird Ihnen hiermit Gelegenheit gegeben, binnen einer Frist von 1 W o c h e seit dem Empfang dieses Schreibens zu diesem Verfahren schriftlich Stellung zu nehmen. Für das Verfahren wesentlich sind insbesondere tatsächliche Angaben über körperliche und geistige Entwicklung, genaue Bezeichnung der Schulen, Schulerfolg, Beruf und Berufsbewährung (unter Angabe der etwaigen Arbeitgeber), erhebliche Krankheiten - auch solche von Blutsverwandten - (unter Angabe der behandelnden Ärzte und Anstalten).

Zu dem auf

den 7.Oktober 1941 , 9 1/2 Uhr

vor dem Erbgesundheitsgericht in Berlin-Charlottenburg, Tegeler Weg 17/20, Erdgeschoß, Zimmer 24 , anberaumten Termin werden Sie hiermit zur Anhörung geladen.

Falls Sie unentschuldigt ausbleiben, haben Sie Zwangsmaßnahmen, insbesondere polizeiliche Vorführung zu gewärtigen.

Wenn Sie beabsichtigen, die Fahrt zum Termin von einem anderen Ort als von Berlin aus anzutreten, so wollen Sie unter Angabe des Aktenzeichens s o f o r t Nachricht geben, da Ihnen sonst Nachteile entstehen können.

Die an dem Verfahren beteiligten Personen sind nach der Strafbestimmung des § 15 des Gesetzes zur Verschwiegenheit verpflichtet, worauf Sie besonders hingewiesen werden.

Auf Anordnung

Justizangestellter

rlin Eg 20
ng Betroffner und Auf-
rung zur schriftlichen Äußerung)
-Ausg.Dez.37-

8　無視すれば警察権力で（本文54ページ参照）

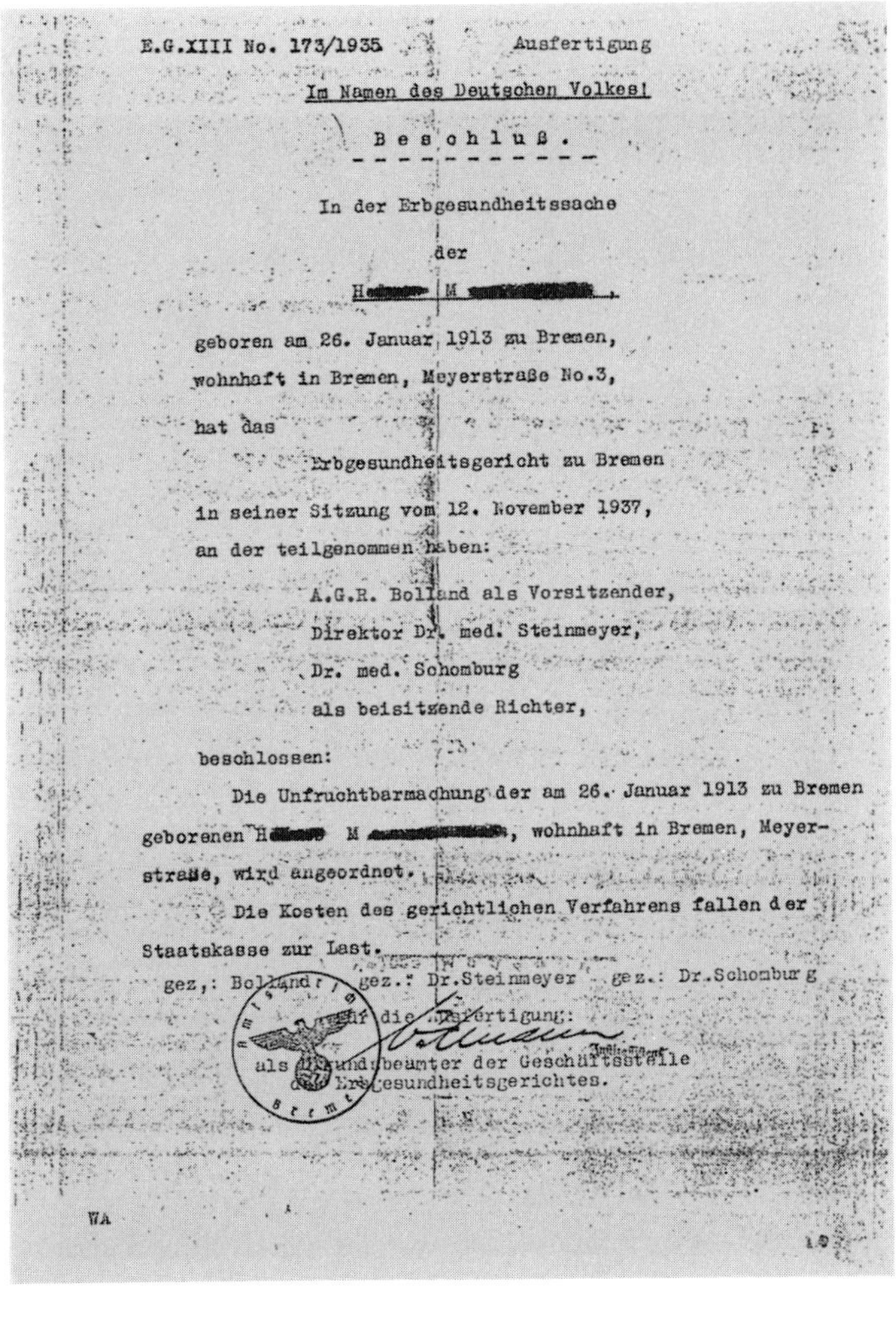

E.G.XIII No. 173/1935 Ausfertigung

Im Namen des Deutschen Volkes!

B e s c h l u ß .

In der Erbgesundheitssache

der

H[redacted] M [redacted].

geboren am 26. Januar 1913 zu Bremen,
wohnhaft in Bremen, Meyerstraße No.3,
hat das

Erbgesundheitsgericht zu Bremen

in seiner Sitzung vom 12. November 1937,
an der teilgenommen haben:

A.G.R. Bolland als Vorsitzender,
Direktor Dr. med. Steinmeyer,
Dr. med. Schomburg
als beisitzende Richter,

beschlossen:

Die Unfruchtbarmachung der am 26. Januar 1913 zu Bremen geborenen H[redacted] M [redacted], wohnhaft in Bremen, Meyerstraße, wird angeordnet.

Die Kosten des gerichtlichen Verfahrens fallen der Staatskasse zur Last.

gez.: Bolland gez.: Dr.Steinmeyer gez.: Dr.Schomburg

Für die Ausfertigung:

als Urkundsbeamter der Geschäftsstelle des Erbgesundheitsgerichtes.

WA

19

9　断種手術を命令する（本文61ページ参照）

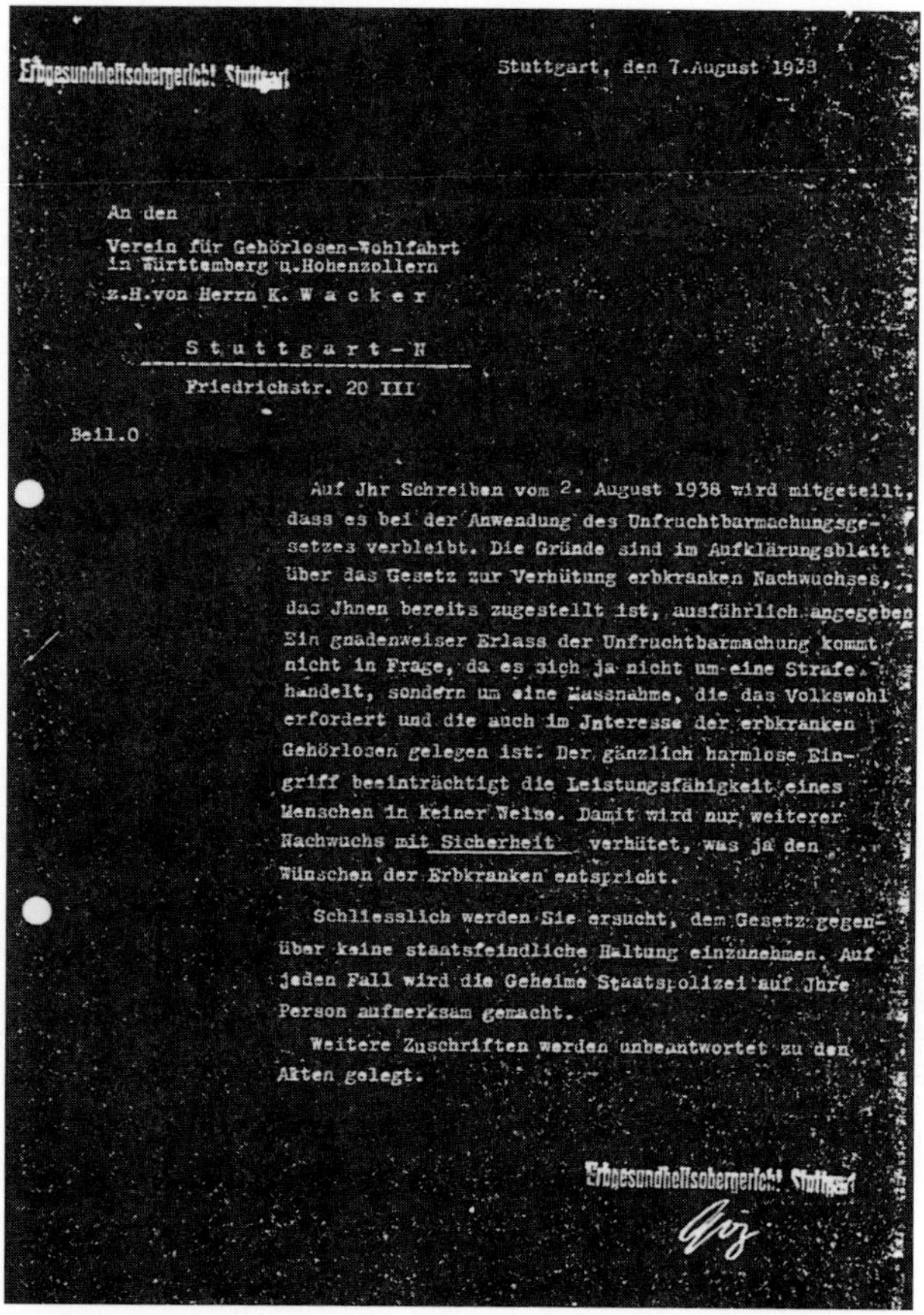
Erbgesundheitsobergericht Stuttgart

Stuttgart, den 7.August 1938

An den

Verein für Gehörlosen-Wohlfahrt
in Württemberg u.Hohenzollern

z.H.von Herrn K. W a c k e r

S t u t t g a r t – N

Friedrichstr. 20 III

Beil.0

Auf Jhr Schreiben vom 2. August 1938 wird mitgeteilt, dass es bei der Anwendung des Unfruchtbarmachungsgesetzes verbleibt. Die Gründe sind im Aufklärungsblatt über das Gesetz zur Verhütung erbkranken Nachwuchses, das Jhnen bereits zugestellt ist, ausführlich angegeben Ein gnadenweiser Erlass der Unfruchtbarmachung kommt nicht in Frage, da es sich ja nicht um eine Strafe handelt, sondern um eine Massnahme, die das Volkswohl erfordert und die auch im Jnteresse der erbkranken Gehörlosen gelegen ist. Der gänzlich harmlose Eingriff beeinträchtigt die Leistungsfähigkeit eines Menschen in keiner Weise. Damit wird nur weiterer Nachwuchs mit Sicherheit verhütet, was ja den Wünschen der Erbkranken entspricht.

Schliesslich werden Sie ersucht, dem Gesetz gegenüber keine staatsfeindliche Haltung einzunehmen. Auf jeden Fall wird die Geheime Staatspolizei auf Jhre Person aufmerksam gemacht.

Weitere Zuschriften werden unbeantwortet zu den Akten gelegt.

Erbgesundheitsobergericht Stuttgart

10　秘密警察は昼夜を分かたず（本文61ページ参照）

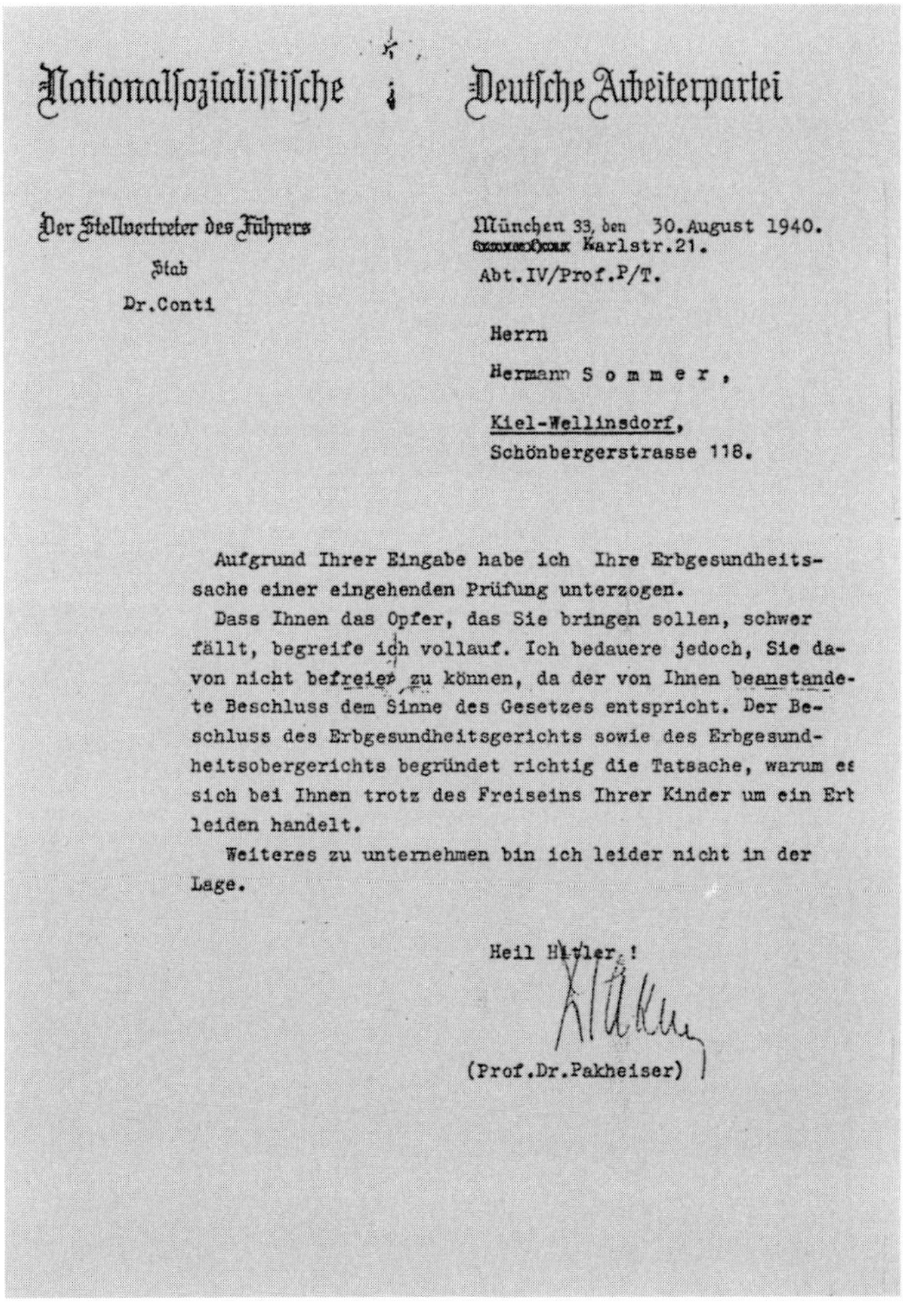

Nationalsozialistische Deutsche Arbeiterpartei

Der Stellvertreter des Führers

Stab

Dr.Conti

München 33, den 30.August 1940.
xxxxxxxxx Karlstr.21.
Abt.IV/Prof.P/T.

Herrn

Hermann S o m m e r ,

Kiel-Wellinsdorf,
Schönbergerstrasse 118.

Aufgrund Ihrer Eingabe habe ich Ihre Erbgesundheitssache einer eingehenden Prüfung unterzogen.

Dass Ihnen das Opfer, das Sie bringen sollen, schwer fällt, begreife ich vollauf. Ich bedauere jedoch, Sie davon nicht befreien zu können, da der von Ihnen beanstandete Beschluss dem Sinne des Gesetzes entspricht. Der Beschluss des Erbgesundheitsgerichts sowie des Erbgesundheitsobergerichts begründet richtig die Tatsache, warum es sich bei Ihnen trotz des Freiseins Ihrer Kinder um ein Erbleiden handelt.

Weiteres zu unternehmen bin ich leider nicht in der Lage.

Heil Hitler !

(Prof.Dr.Pakheiser)

11　事情察するに余りありますが（本文65ページ参照）

NACHRICHTENBLATT

des Berliner Gehörlosen - Sportvereines e. V.

Vereinsführer: Werner T h o m a s,
Berlin - Tempelhof, Alboinstrasse 63 I.

Für den Jnhalt verantwortlich: Fritz M e h l e,
Presse= u. Dietwart, Berlin 27, Raupachstraße 15.

Erscheint nach Bedarf. M a i 1 9 3 7 . Nummer: 5.

Betrifft: Untersuchung durch den Sportarzt.

Alle aktiven Kameraden und Kameradinnen werden im eignen Jnteresse ersucht, sich zunächst zur Untersuchung durch den Sportarzt zu stellen. Sie begeben sich am besten zur sportärztlichen Beratungsstelle der "Kraft durch Freude", Lindenstrasse 3, sie müssen sich aber im Besitz der Mitgliedschaft der Deutschen Arbeitsfront sein u und den Mitgliedsausweis vorzeigen. Die Untersuchung soll bis zum 12. Juni erfolgen, sie dient dazu, damit die Kameraden und Kameradinnen zum Start auch wirklich gesund und kräftig sind. Die Sprechstunden sind jeden Dienstag von 18 bis 20 Uhr. Jch werde den Kameraden und Kameradinnen eine Bescheinigung unseres Vereines mitgeben. Der Mitgliedsausweis ist d[illegible] vorzulegen.
[illegible] n bei ihm [illegible] sofort bei mir unter Vor[illegible]

Fachwart T h o m a s II.

-o-o-o-o-o-o-o-o-o-o-o-o-o-o-o-o-o-o-o-o-o-o-o-o-o-o-o-o-o-o-o-

Bekanntmachung.

Erwin Stemmler hat am 24. April seinen Austritt aus unserem Sportverein erklärt, um seine intimen Beziehungen zu den Juden aufrecht halten zu können. Durch seine Handlung scheidet er automatisch aus der Volksgemeinschaft und Jhr, Kameraden und Kameradinnen könnt erneut klar sehen, dass er die blutsfremden Juden für mehr wert hält, als uns deutschblütigen Sportkameraden. Seine unglaubliche Pflichtvergessenheit zwingt mich, eine Verfügung zu erlassen. Hiermit verbitte ich mir seinen Besuch aller unserer Veranstaltungen einschliesslich Vergnügen, Dampfer- und sonstigen Ausflügen usw. Hände weg von dem Judenfreund!

Vereinsführer. W. T.

-o-o-o-o-o-o-o-o-o-o-o-o-o-o-o-o-o-o-o-o-o-o-o-o-o-o-o-o-o-o-o-

Vereinstagebuch.

Am zweiten Osterfeiertag war das Wetter etwas diesig. Die Sonne steckte hinter den Wolken, aber die Luft war erfrischend kühl und recht für einen Ausflug, wie wir ihn nicht besser wünschen konnten. Vormittags 9 Uhr trafen wir uns in einer nicht erwarteten Anzahl auf dem Bahnhof zu Hermsdorf. Es sollte durch den schönen Kindelwald über Glienicke nach Schildow gehen. Zu 30 traten wir den Bummel an, die Strassen

12　ベルリン聴覚障害者スポーツ協会会報（本文68ページ参照）

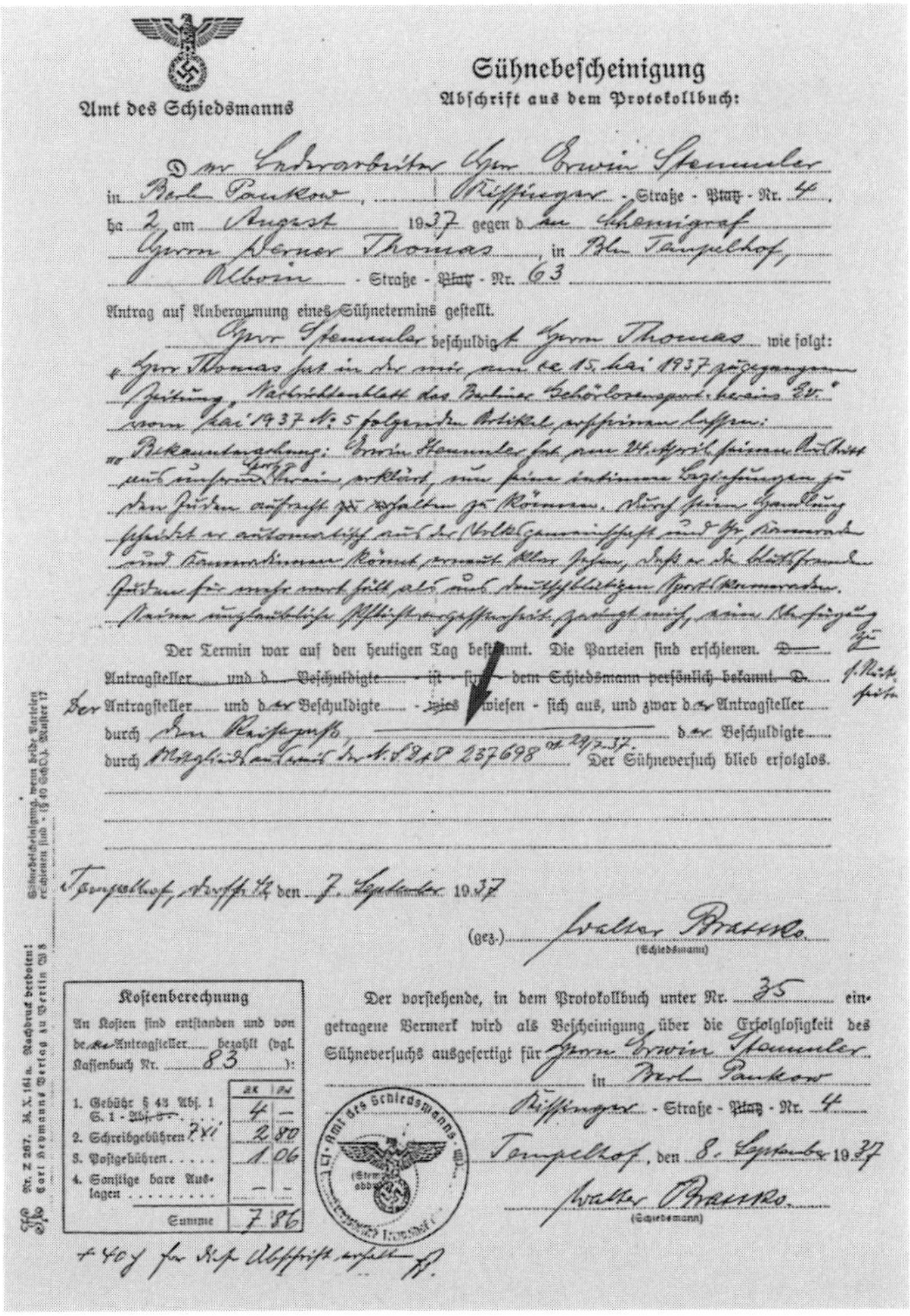
Amt des Schiedsmanns

Sühnebescheinigung
Abschrift aus dem Protokollbuch:

Der Lederarbeiter Herr Erwin Stemmler
in Berlin Pankow, Kissinger - Straße - ~~Platz~~ - Nr. 4
ha t am 2. August 1937 gegen den Chemigraf
Herrn Werner Thomas, in Bln Tempelhof,
Alboin - Straße - ~~Platz~~ - Nr. 63
Antrag auf Anberaumung eines Sühnetermins gestellt.
Herr Stemmler beschuldigt Herrn Thomas wie folgt:

Der Termin war auf den heutigen Tag bestimmt. Die Parteien sind erschienen. ~~D... Antragsteller ... und d... Beschuldigte ... ist - sind - dem Schiedsmann persönlich bekannt.~~
Der Antragsteller und der Beschuldigte ~~wies~~ - wiesen - sich aus, und zwar der Antragsteller
durch den Reisepaß, der Beschuldigte
durch Mitgliedsausweis der N.S.D.A.P. 237698 Der Sühneversuch blieb erfolglos.

Tempelhof, den 7. September 1937

(gez.) Walter ...
(Schiedsmann)

Kostenberechnung

An Kosten sind entstanden und von der Antragsteller bezahlt (vgl. Kassenbuch Nr. 83):

	RM	Rpf
1. Gebühr § 43 Abs. 1 S. 1	4	–
2. Schreibgebühren	2	80
3. Postgebühren	1	06
4. Sonstige bare Auslagen	–	–
Summe	7	86

Der vorstehende, in dem Protokollbuch unter Nr. 35 eingetragene Vermerk wird als Bescheinigung über die Erfolglosigkeit des Sühneversuchs ausgefertigt für Herrn Erwin Stemmler
in Berlin Pankow
Kissinger - Straße - ~~Platz~~ - Nr. 4
Tempelhof, den 8. September 1937
Walter ...
(Schiedsmann)

Sühnebescheinigung, wenn beide Parteien erschienen sind · (§ 40 SchO.) Muster 17
Nr. Z 287. Nachdruck verboten! Carl Heymanns Verlag zu Berlin W 8

13　裁判所調停文。指導者はナチスだった
（矢印が被告のナチス党員証番号を示す）
（本文76ページ参照）

SERVICE INTERNATIONAL DE RECHERCHES
INTERNATIONAL TRACING SERVICE
INTERNATIONALER SUCHDIENST

COMITÉ INTERNATIONAL GENÈVE

D - 3548 AROLSEN

st.

Tel. (05691) 637 – Telegr.-Adr. ITS Arolsen

Arolsen, den 11. April 1975

Herrn
H[redacted] H.C[redacted]

1 BERLIN-STEGLITZ
[redacted]strasse 80

Unser Zeichen
(bitte angeben)
T/D - 409 073

Ihr Schreiben vom
5. Februar 1955 an das
Sonderstandesamt Arolsen

Betrifft: MILET, Leon, geboren am 15.9.1914 in Berlin

Bezug: Unser Schreiben vom 17. März 1955

Sehr geehrter Herr C[redacted]!

Unter Bezugnahme auf Ihre oben angeführte Anfrage sowie auf unser daraufhin übersandtes Schreiben teilen wir Ihnen mit, daß dem Internationalen Suchdienst neues Dokumenten-Material zugegangen ist.

Nach Auswertung dieser Unterlagen konnten noch folgende Angaben über die Inhaftierung Ihres Bruders ermittelt werden:

MILET, Leon, geboren am 15.9.1914, Beruf:
Tischler, wurde am 12. Oktober 1944 vom
Ghetto Theresienstadt mit Transport
"Eq-323" zum Konzentrationslager Auschwitz
überstellt.
Kategorie oder Grund für die Inhaftierung:
"Jude"

Geprüfte Unterlagen: Karteikarte und Transportliste
des Ghettos Theresienstadt.

Ein Todesnachweis liegt nicht vor. Wir sind daher nicht in der Lage, die Ausstellung einer Sterbeurkunde zu veranlassen.

Wir verbleiben

mit vorzüglicher Hochachtung

i.A. [illegible]

A. C[illegible]
Leiter des Archivs

14　アウシュヴィッツへ移送されました（本文80ページ参照）

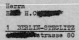

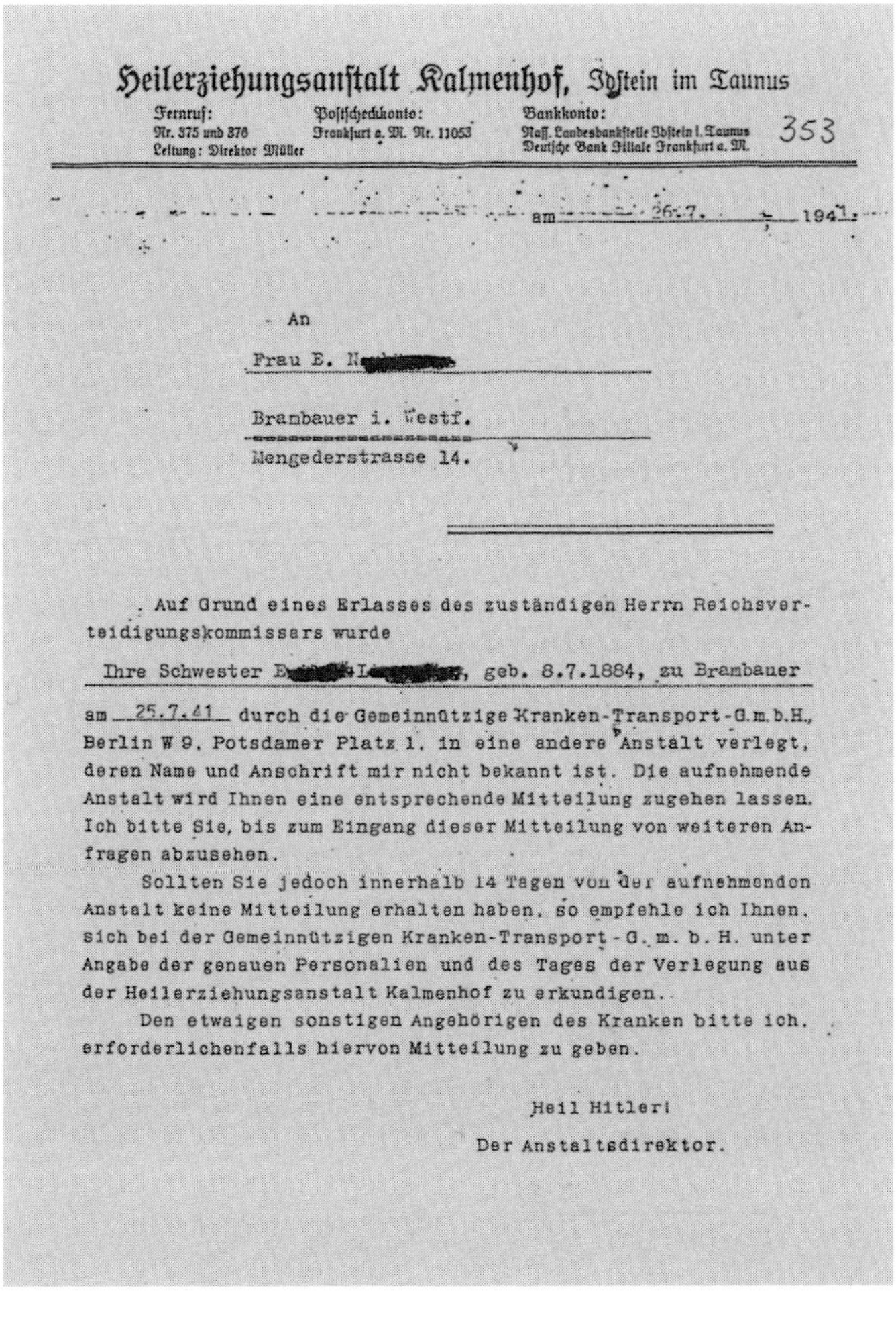

Heilerziehungsanstalt Kalmenhof, Idstein im Taunus

Fernruf: Nr. 375 und 376
Leitung: Direktor Müller

Postscheckkonto: Frankfurt a. M. Nr. 11053

Bankkonto: Nass. Landesbankstelle Idstein i. Taunus
Deutsche Bank Filiale Frankfurt a. M.

353

am 26.7. 1941.

An

Frau E. N[redacted]

Brambauer i. Westf.

Mengederstrasse 14.

Auf Grund eines Erlasses des zuständigen Herrn Reichsverteidigungskommissars wurde

Ihre Schwester E[redacted] L[redacted], geb. 8.7.1884, zu Brambauer

am 25.7.41 durch die Gemeinnützige Kranken-Transport-G.m.b.H., Berlin W 9, Potsdamer Platz 1, in eine andere Anstalt verlegt, deren Name und Anschrift mir nicht bekannt ist. Die aufnehmende Anstalt wird Ihnen eine entsprechende Mitteilung zugehen lassen. Ich bitte Sie, bis zum Eingang dieser Mitteilung von weiteren Anfragen abzusehen.

Sollten Sie jedoch innerhalb 14 Tagen von der aufnehmenden Anstalt keine Mitteilung erhalten haben, so empfehle ich Ihnen, sich bei der Gemeinnützigen Kranken-Transport-G. m. b. H. unter Angabe der genauen Personalien und des Tages der Verlegung aus der Heilerziehungsanstalt Kalmenhof zu erkundigen.

Den etwaigen sonstigen Angehörigen des Kranken bitte ich, erforderlichenfalls hiervon Mitteilung zu geben.

Heil Hitler!

Der Anstaltsdirektor.

15　移送先はつまびらかにしません（本文109ページ参照）

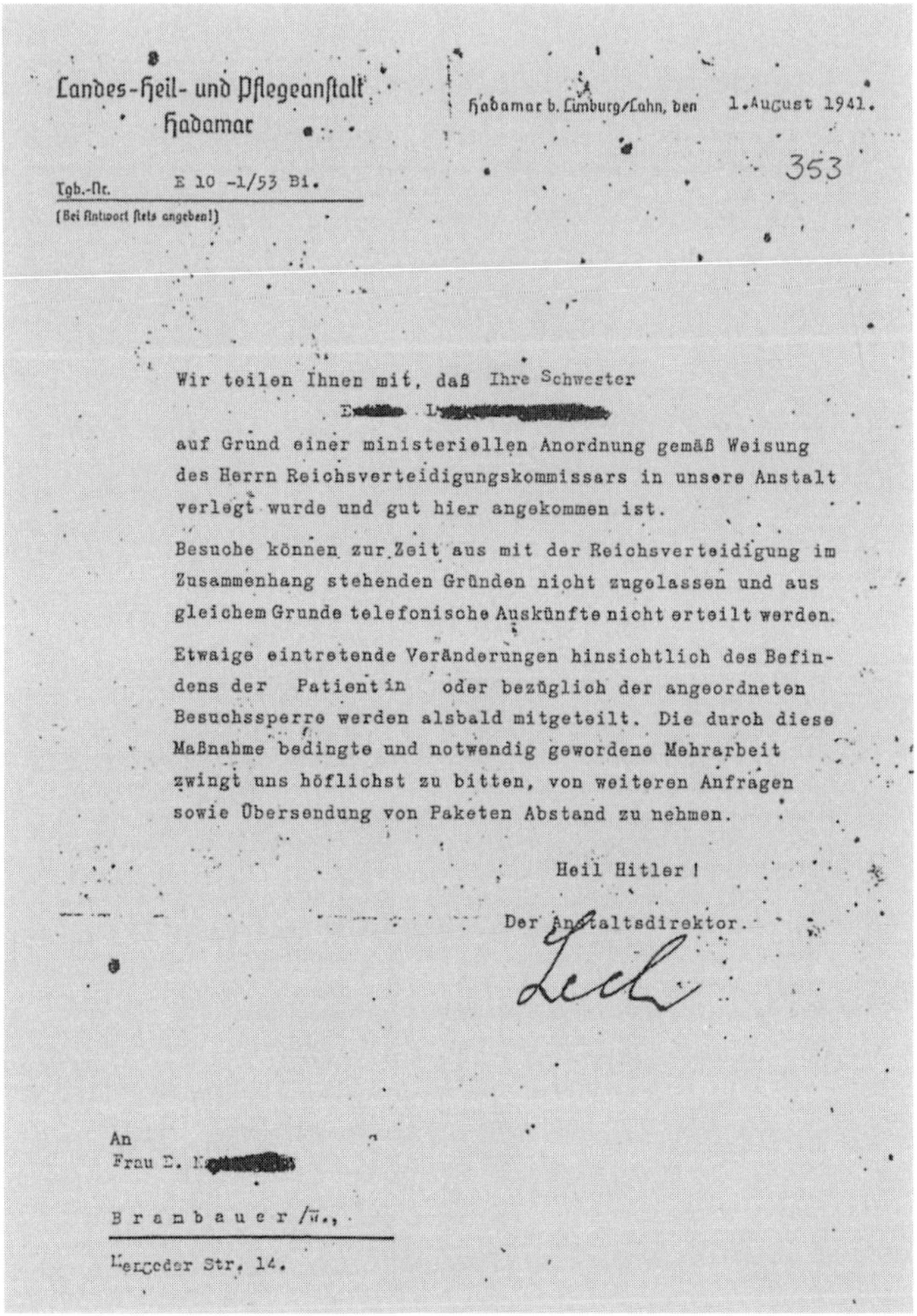

Landes-Heil- und Pflegeanstalt
Hadamar

Hadamar b. Limburg/Lahn, den 1. August 1941.

353

Tgb.-Nr. E 10 -1/53 Bi.
(Bei Antwort stets angeben!)

Wir teilen Ihnen mit, daß Ihre Schwester

E[redacted] L[redacted]

auf Grund einer ministeriellen Anordnung gemäß Weisung des Herrn Reichsverteidigungskommissars in unsere Anstalt verlegt wurde und gut hier angekommen ist.

Besuche können zur Zeit aus mit der Reichsverteidigung im Zusammenhang stehenden Gründen nicht zugelassen und aus gleichem Grunde telefonische Auskünfte nicht erteilt werden.

Etwaige eintretende Veränderungen hinsichtlich des Befindens der Patientin oder bezüglich der angeordneten Besuchssperre werden alsbald mitgeteilt. Die durch diese Maßnahme bedingte und notwendig gewordene Mehrarbeit zwingt uns höflichst zu bitten, von weiteren Anfragen sowie Übersendung von Paketen Abstand zu nehmen.

Heil Hitler!

Der Anstaltsdirektor.

Lech

An
Frau E. K[redacted]

B r a n b a u e r /W.,

Lergeder Str. 14.

16　当施設へ元気に到着されました（本文112ページ参照）

Landes-Heil- und Pflegeanstalt
Hadamar

Tgb.-Nr. E/10/153/Sz
(Bei Antwort stets angeben!)

Hadamar b. Limburg/Lahn, den 18. August 1941
Postschließfach: Hadamar/Lahnkreis Nr. 24
Fernruf: Hadamar/Lahnkreis 230
Bankkonto: Nassauische Landesbank, Landesbankstelle Limburg/Lahn, Nr. 104 673

353

Anstalt zurzeit
für Besuche gesperrt

Frau
E. N[redacted]

B r a m b a u e r /W.
Mengeder Str. 14

Sehr geehrte Frau N[redacted]

Im Nachgang zu unserem Schreiben vom 1.8.41 teilen wir Ihnen zu unserem Bedauern mit, dass Ihre Schwester, Frau Emilie Liesegang geborene Liesegang, die im Rahmen von Massnahmen des Reichsverteidigungskommissars in unsere Anstalt verlegt werden musste, unerwartet am 18.8.41 infolge Lungentuberkulose mit anschliessender aktivierter Miliartuberkulose verstorben ist.

Da unsere Anstalt nur als Durchgangsanstalt für diejenigen Kranken bestimmt ist, die in eine andere Anstalt unserer Gegend verlegt werden sollen und der Aufenthalt hier nur der Feststellung von Bazillenträgern dient, deren sich solche bekanntlich immer wieder unter derartigen Kranken befinden, hat die zuständige Ortspolizeibehörde, um den Ausbruch und die Übertragung ansteckender Krankheiten zu vermeiden, im Einvernehmen mit den beteiligten Stellen weitgehende Schutzmassnahmen angeordnet und gemäss § 22 der Verordnung zur Bekämpfung übertragbarer Krankheiten die sofortige Einäscherung der Leiche und die Desinfektion des Nachlasses verfügt. Einer Einwilligung der Angehörigen bedarf es in diesem Falle nicht.

Der in die Anstalt mitgebrachte Nachlass wird nach der Desinfektion hier als Pfand für den Kostenträger zurückgelegt.

Wir erlauben uns, Sie höflichst darauf hinzuweisen, dass sich eine Beschädigung des Nachlasses durch die Desinfektion infolge Verwendung nachhaltigster Mittel sehr oft nicht vermeiden lässt und vielfach sowohl Versendung wie Herbeiführung eines Entscheides über Zuweisung des Nachlasses mehr Zeit und Kosten verursachen als der Nachlass wert ist. Wir erlauben uns, Sie höflichst zu bitten, in Erwägung zu ziehen ob es Ihnen nicht möglich ist, auf ihn zu verzichten, sodass wir ihn im Falle der Beschädigung der NSV und im anderen Falle bedürftigen Anstaltsinsassen zuweisen können.

Falls Sie die Urne auf einem bestimmten Friedhof beisetzen lassen wollen – die Überführung der Urne erfolgt kostenlos – bitten wir Sie, uns unter Beifügung einer Einverständniserklärung der betr. Friedhofsverwaltung zu benachrichtigen. Eine Aushändigung der Urne an Privatpersonen ist gesetzlich nicht zulässig. Sollten Sie uns die Bescheinigung nicht innerhalb von 14 Tagen zusenden, werden wir die Beisetzung anderweitig veranlassen, wie wir auch annehmen würden, dass Sie auf den Nachlass verzichten, wenn uns nicht innerhalb gleicher Zeit eine Mitteilung hierüber zugehen sollte.

Eine Sterbeurkunde zur Vorlage bei Behörden fügen wir bei.

Heil Hitler!

Anlage: 1

17　肺結核で死亡されました（本文113ページ参照）

はじめに

これは私が編集長をつとめていた、財団法人全日本聾唖連盟の機関紙「日本聴力障害新聞」に、一九八二年八月から一九八七年六月まで、「ナチスドイツ第三帝政下の聴力障害者」と題して、ほぼ五年間にわたって連載したものです。執筆の経過や動機については「あとがき」を参照していただきたいと思います。

全体を今日の時点で整理しましたが、当時ドイツはドイツ連邦共和国とドイツ民主共和国にわかれていたことと、両国における成人聴覚障害者運動の進展とリアルタイムで執筆した文脈は、あえて整理しないであります。

一九四三年十一月一日、米・英・ソの三巨頭はモスクワで、大戦中のドイツの残虐行為を裁くべき基準を決めたモスクワ宣言に署名し、つづいて一九四五年八月八日、外相級のロンドン会合で国際軍事法廷の裁判基準について合意した「ロンドン協定」に署名しました。その協定の中には、人道にたいする罪という、歴史上それまでなかった項目がふくまれていました。

ところがアメリカは翌九日、長崎に二発目の原爆を投下しました。これは後世大多数の国から、広島にたいする一発目とともに、人道にたいする罪として批判されたことでした。さらにアメリカは日本軍が中国でおかした人道にたいする罪（関東軍満州防疫給水部隊七三一部隊）を、資料引渡しを条件に、東京裁判の訴追事項から免責してしまいました。

一連の事実に明らかなように、ニュルンベルク裁判も東京裁判も、永遠の正義が不正義を裁いたというよりは、勝者が敗者を裁いたのだという影を落しました。

その結果、第二次世界大戦中、戦争を奇貨として日本とドイツによって人間の体にくわえられた残虐な暴力は、裁判を通して十分に明らかにされず処罰されないままにのこされました。とりわけナチスがおこなった身体障害者にたいする残虐な断種や「安楽死」についての事実は裁判で十分には明らかにされませんでした。

それは後世、資料探索、調査、聞き取り、犯人の追及、被害者の求償運動として、歴史の真実が明らかにされていくという形をとらざるをえませんでした。

その一方で、「人道にたいする罪」という基準は、その後の医学の発達や医薬品の急速な開発にともなう人体による実験の問題に適用され、医の倫理・患者の権利としての「インフォームド・コンセント」という概念に熟成していきました。

本書は前者の歴史の真実を、聴覚障害者とその運動という視点からまとめるものです。ナチスについての文献は、おびただしく出版されながら今だなお色々な文献がでていますが、残念ながら身体障害者について、身体障害者の立場から記述した文献は多くはありません。本書がその少ないものに一つをくわえるものであってほしいと思います。

しかしそれにもまして著者は、ここにまとめるような資料と情報が、心身障害者とその教育と福祉と運動にかかわっている人たちだけでなく、より広い人たちのものとなり、平和と福祉の問題の一般的な歴史的教訓としていただけることを希っています。幸い文理閣のご理解とご協力を受けてここに足場ができましたことを、心から喜びますとともに、本書が多くの人たちの耳目にふれることを衷心念願しています。

著者しるす

ナチス・ドイツの優生思想　目次

ナチス・ドイツの優生思想

1 ハーケンクロイツの旗の下に――嵐の十二年

1 歴史の検証

全ヨーロッパ十七カ所の絶滅収容所で、六百万人の罪なき生命をこの地上から抹殺したナチスドイツの狂気の民族政策は、戦争という行為によって、人間がどこまで人間を差別し狂気に奔りうるのかという悲惨な歴史の証言として、あらゆる史料と証言をたどって告発されつづけてきた。

また、この狂気に支配された絶望的な条件の中で、かの十五歳のユダヤ少女アンネ・フランクやマキシミリアン・コルベ神父やその他英雄的な人びとの抵抗と戦いは、いつ、いかなる条件のもとでも、人間は人間でありうるという証言として、人びとをかぎりなく勇気づけてきた。

そして、両者はともどもに、人びとの心の中に、平和を求め戦争に反対する強固な砦を築く材料として、いよいよ大きく、いよいよ強く生きつづけている。

戦後のヨーロッパで、ナチスドイツの戦争犯罪の追及は、戦後半世紀以上たった今も、ゆるめることなくつづけられている。だが、一九三三年から四五年まで、ヨーロッパを吹きあれた悪夢の十二年間に、聴覚障害者をふくむ身体障害者とその関係者が、直接の戦争による惨禍以外に、どのような強圧と迫害のもとにおかれたのかということは、さまざまな理由によって、必ずしも十分明らかにされてこなかった。

今、ドイツの聴覚障害者の運動の中で、この大戦中のドイツ聴覚障害者のかくされた歴史が少しずつ明らかにされようとしている。ブレメン大学教授ホルスト・ビーソルド博士は、西ドイツろう連盟の協力もうけて、この大戦中の歴史の暗黒部分に光をあてる努力をつづけている。調査方法は、西ドイツの二つの文書資料図書館にのこされた史料や、各地のろう学校にのこされている史料を調べること、まだ生存している被害者で判明しているかぎりの千三百人の証言を手話で聴取することなどによってすすめられている。

この調査努力によって判明したかぎりでも、全ドイツで一九三三年から四五年までに、一万六八五七人の聴覚障害者——その多くは学齢の児童から十代の少年少女——が、強制不妊手術をほどこされ、約千五百人が安楽死で生命を断たれている。

しかもこれは、ドイツの聴覚障害者だけである。「後代国民を遺伝性疾患から予防する法（一九三三年）」が規定する、精神薄弱、精神分裂、躁うつ病、てんかん、舞踏病、遺伝性盲、遺伝性ろう、遺伝性肢体奇型の者に強度のアルコール中毒者をくわえると、おそらく全ドイツで三五万人が強制断種されたのではないかと推定されている。当時のドイツ支配下の国外にまでひろげれば、その数はさらに大きなものとなるであろう。

これらの調査の結果は、一九八二年二月、バイエルン・テレビ放送の西ドイツ「聴覚障害者の時間」の企画製作部によって、多くの生存者の証言もいれてフィルム化されて放映され、多大の反響をよんだ。この運動の目的とするところは、歴史の真実を明らかにして、反核平和の運動を聴覚障害者運動の立場からも強めていくとともに、なお生存し断種の後遺症に苦しんでいる被害者に、ドイツの法律で定められている年額五千マルクの年金支給もふくめて、連邦政府にたいして、責任を持ってその救済策を講ずることを要求していくことにある。

著者はいち早く、この運動の指導者であるビーソルド博士にたいして、世界唯一の原爆被爆国として、この運動の目的に海をこえた満腔の敬意を表するとともに、くわしい史料の提供をもとめていた。これにたいして同博士から丁重な文面のあいさつとともに、一九八一年八月二日から七日までイエルサレムで開かれた第二回世界ユダヤ人ろう者大会における同博士の報告レポートと多数のコピー資料の送付をうけた。本書はこれらの資料と、「ドイッチェ・ゲヘルロセン・ツァイトウンク」(ドイツ聴力障害新聞)その他の記事を参考とするものである。

この地球上にふたたび戦争を許してはならない。大国による際限のない核軍拡と戦争の脅威に抗して、核兵器の廃絶と軍備の縮小をもとめる運動が、全地球的にかつてない高まりを見せている。わたしたちろう運動も、一九八七年四月の東京大会で、反核平和の特別決議を採択した。

その大きなうねりの中で、戦中史のかくれた部分をあばき、戦争の非人間性を告発するドキュメンタリー運動、戦争体験を後代へつたえる語りつぎ運動など、さまざまな運動がおこされている。

国際法で禁止されている細菌戦争を目的として、細菌兵器開発のために、三千人以上の中国人、朝鮮人、ロシア人などに残虐な生体実験をくわえた旧日本軍の秘密部隊、関東軍防疫給水部隊満州七三一部隊の実録『悪魔の飽食』（森村誠一著・光文社）も、日本および世界に衝撃をあたえ、ベストセラーとなっているのもその例である。

戦争においては、日本もドイツも、アメリカをふくむ戦勝国すらもが、十分に悪魔的であった。その悪魔のしわざの合理化に使われた独善的な民族思想も共通している。それゆえに、戦争の教訓に国境はない。戦争はすでにいる障害者を迫害するとともに、新しく大量の障害者をつくりだしてきた。

このささやかなドキュメンタリーでは、このような教訓を明らかにしていきたい。

2　第三帝国とナチズム

一九三二年七月の総選挙で、国家社会主義労働者党（ナチス党）は、四四％の得票と二三〇議席をえて第一党となり、国家人民党と結んで政権の座についた。翌三三年一月ヒトラーは首班に指名され、三月、自らしかけた国会放火事件を、共産党のテロルと宣伝して危機感をあおり、ヒトラーに一切の法令の制定権をあたえる「全権委任法」を通過せしめ、共産党、社会党から国家人民党までいっさいの政党や労働組合を解散させた。ここにドイツは事実上独裁国家となり、神聖ローマ帝国（九六二年）、ドイツ帝国（一八七一年）につぐ第三帝国が成立した。

いわゆるナチズムは、イデオロギーとしては、一貫した世界観や政策に立つものではなく、その時どきの民衆に迎合する主張公約をつぎはぎしただけの矛盾だらけのものであったが、根底に一貫して持っていた思想と主張が二つあった。それは、「ドイツ人の血液」と「反ユダヤ主義」であった。

3　ニュルンベルク法

「後代国民を遺伝性疾患から予防する法」は、ナチス政権の成立の直後一九三三年七月十四日に制定されて、同日付官報八六号に公示された。この法律はその第二条に、精神薄弱、精神分裂、躁うつ病、てんかん、舞踏病、遺伝性盲、遺伝性ろう、遺伝性肢体奇型を、第三条に強度のアルコール中毒者も「くわえうる対象」として、これらの者をドイツ民族の血液を不純にしているものと断じ、断種をふくむあらゆる方法で後代へつたわることを予防することを命じている恐るべき法律であった。

この法律はさらに一九三五年十一月「ドイツ国公民法」と、同十二月の「ドイツ国民の血液とドイツ国民の名誉を守る法」（いわゆる「結婚優生法」）の二法によって補完されて、ナチスドイツの民族思想を政治的実践のプログラムにのせるための法体系は完成した。いわゆる「ニュルンベルク法」である。（巻末「参考資料」参照）

4　強制不妊手術

これによって、今までどのような専制支配のもとでもおこらなかったおそるべき災厄が、法に規定された障害者にふりかかることとなる。保健所、障害児学校などを通して家族調査の網の目がはりめぐらされ、被調査者は報告を義務づけられた。そして、ある日突然に役所から通告がまいこむ。

「あなたは法○○に規定する遺伝性疾患者、もしくは遺伝的素因子を保有する者として、この通告をうけた日より二週間以内に断種手術をうけることを義務づけられる。なお、手術に要する費用は国庫より支出せられる。ヒトラー総統万歳」（口絵ドキュメント8参照）

遺伝厚生裁判所へ提訴する道はわずかにのこされていたが、ここでとり消された例はほとんどなく、通告は絶対的であった。故意に遅延するか、通告文が読めないかで指定の期間内に手術をうけないでいると、警官が家にやってきた。時にそれは警官でなく学校教師であり、学校教師を同伴してであった。

不妊手術をうける者が婦人でありすでに妊娠していたばあいには、胎児も無慈悲に母親の子宮からひきずりだされた。「剔出胎児女児。身長○○センチ。生存可能」と医者のカルテには無造作に書かれた。しかし、この胎児も生存を許されなかったことは、法の目的からいうまでもない。

「法」の適用下におかれた者は、結婚するばあいにも、保健所の発行する「結婚適格証明書」が必要であった。断種手術をうけるまで、結婚届は役所にうけつけられなかった。

5　反ユダヤ主義、強制連行、「安楽死」

ここまでのべてきた災厄が、それがどんなに冷酷無慈悲なものであったとしても、それは、ナチズムの思想の「ドイツ人の血液」思想にもとづくものであった。しかし、もし聴覚障害者であり、かつ、ユダヤ人であったばあいには、事情は一変する。

ナチスにとってユダヤ人は「ドイツ人の血をよごす者」であった。その「最終的な解決策」こそが、全ヨーロッパ十七カ所の絶滅収容所で六百万人の人命を抹殺した悪魔のしわざであったことはいうまでもない。だからこの問題は、一般的に「十分に」告発されてきたことで、その中に聴覚障害者もいたということなのである。一九四四年のある日のアウシュヴィッツ収容所は、二〇名の聴覚障害者の入所を記録している。そして「解放」の日には十八名の聴覚障害者の生存を記している。

しかし、次のことは、ぜひとも書きくわえられなければならない。それは、全ドイツの障害児学校で「教育不可能」と断ぜられた者および、今時ならば「在宅障害児」と言われる不就学障害児も、

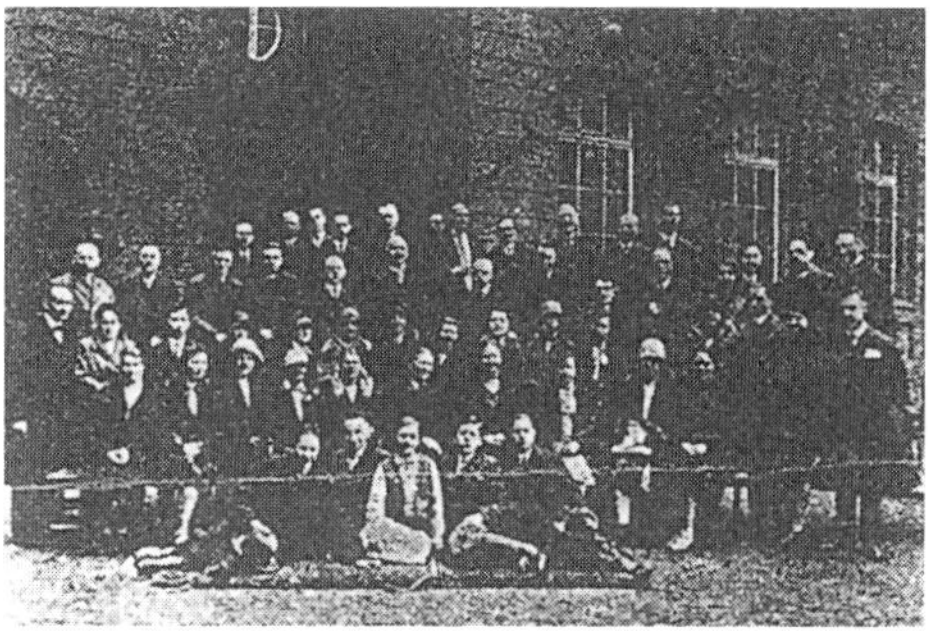

ワイセンゼーろう学校の職員・生徒
（1933年第３帝政成立の年に）

ユダヤ人に準じて、ベロナール、ルミナール、モルヒネ、スコポラミンによって「安楽」に、ドイツ民族の血からぬぐいさられたことである。

一九三〇年の統計によれば、全ドイツのろう学校で、ユダヤ系の聴覚障害児の在籍は八八名と記録されている。また、これとは別に、ベルリンのワイセンゼー通りに、私立のユダヤ人ろう学校があった。

この学校はユダヤ系ドイツ人ろう教育家マーカス・ライヒによって一八七三年に創立されて、ユダヤ人後援会の援助とベルリン市の補助によって運営され、当時のドイツでも最も優秀なろう学校の一つにかぞえられていた。

一九四二年、この学校の児童生徒、職員一四六名は、ゲシュタポ（秘密警察）によって一人のこらず連行されて殺害された。学校ぐるみのジェノサイド（皆殺し）である。どこへ連行されてどういう方法でかは明らかにしない。ドイツ民主共和国ベルリン市ワイセンゼー通りに現存する建物の入口には、次の碑銘がうちこまれていた。

「一九四二年にこの建物より一四六名の聴覚障害ユダヤ市民が、ファシストの手によって連行され、殺害された。死せる者を悼み、生ける者への警告として」

このところ、ベルリン市の聴覚障害者エンケ氏に送ってもらった写真によると、現存の碑銘は次のようにあらためられている。

「『唖者のためにあなたの口を開きなさい』　箴言　第八章三一節

一八九〇年から一九四二年まで、この建物にはベルリン・ワイセンゼーイスラエル人聾唖院があった。一九四二年ここからユダヤ人の子どもと成人が、国家社会主義の絶滅収容所へ連行された。

死せる者を悼み
生ける者への警告として　」

（口絵写真2参照）

6　身体障害者でなくとも

こうして、「ドイツ人の血液を洗い清めるために」、一九三三年から四五年までの十二年間に、理不尽な断種手術をほどこされた聴覚障害者の数は、ビーソルド博士の推定では一万六八五七人、同じく「安楽」死で葬りさられた者の数は約千五百人である。生存者に対する調査から、断種時の年齢は、十六歳以下の学齢の児童生徒が二三・七五％、二〇歳以下の未成年を計算すると四五・二九％となる。断種者の最年少者は、実に九歳の少女であった。

これらの数字を、次のことを念頭にいれて読んでいただきたい。

第一に、この数字は聴覚障害者だけだ、ということである。「後代国民を遺伝性疾患から予防する法」に規定する他の障害者も、同じ災厄をこうむっている。

第二には、この法の主旨目的から、対象は現に障害者である者だけにかぎられはしなかったことである。被災厄者は障害者だけではなかった。自身は健体者であるが、遺伝的素因子を持つとされる者も、容赦なく調査され、その子にいたるまでも断種された。ミュンヘンに住む三八歳の聴覚障害者夫婦には五人の子どもがあり、全部健聴者であった。しかし、ヒトラーの側近にまでとどけられた嘆願もかいなく、子どもたちは全部断種された。

ジャンツェンは、このようにしてナチス治下で断種された者の数をおよそ三五万人と推定している（**ジャンツェン『身体障害とファッシズム』一九七七年**）。そして、これもドイツ国内だけである。被占領下のヨーロッパ諸国のことはわからない。

7　政敵排除の口実にも

さらに重要なことは、いついかなる時代にもあることであるが、このドイツの血の純化政策が、その本来の目的のためにではなく、ナチスドイツに反対する政敵を排除するための口実にも使われたことである。

ドイツの南部地方の都市に住んでいたある聴覚障害の婦人は、遺伝性疾患とはなんら関係のないことがすでに証明ずみであったが、一九三七年、ゲシュタポの手で病院へ連行されて断種されたあとで、そのまま釈放されるのではなくポーゼン（ポズナニ）の強制収容所へいれられて、一九四五年にやっと解放された。かの女自身に疑いはなかったが、家族調査の中で、かの女の健聴の親戚の中にドイツ共産党員がいることが、ゲシュタポにつかまれたからである。

「ゼーエン・シュタット・ヘーレン」の放映を見たある難聴の視聴者からも、次のような通信がよせられている。「わたし自身もSS（ヒトラー親衛隊）の手によって保健所へつれていかれて強制断種された。ついで強制収容所へいれられて虐待された。わたし自身は、なんらの遺伝性疾患も持たない。これは多分わたしの家族が当時ドイツ社会民主党に属していたからだろうと思う」。

このような災厄は、障害者サイドで調べるよりも、障害者を家族累系に持つ非障害者の方にはるかに多くあったことだろう。社会的弱者がナチスの政敵でありうることは少ない。そしてこのような被災厄者が婦人であったばあい、断種された後に、ポルノ映画もどきの凌辱をくわえられた。

8　平和こそ理性と良識のあかし

このナチスドイツの「ドイツ人の血液」思想は、同時に、このようにして洗い清められるべき血統の「ドイツ民族の優越性とその生存権」の主張である。この独善的な民族思想をもって、ドイツは全ヨーロッパを戦禍にまきこむ侵略戦争に奔っていったのである。

もちろん第二次世界大戦は、列強による領土と資源の再分割、経済的行きづまりの打開を目的とした、帝国主義戦争であって、ナチスドイツの血の思想が直接の原因ではない。ヒトラーも、歴史の舞台におどった傀儡《かいらい》にすぎない。

だが戦争は、巨大なマスプロ社会の理性と良識の絞殺装置である。そして、わずかにのこった勇気ある理性と良識も権力によって強圧し、戦争の名によって最も非合理的なものを合理的なものと肯定させる集団発狂の構図に国民を思想動員していく手続を必ずふくんでいる。この手続を完了した時に、戦争は最も有効に戦争であり、徹底的に戦争であった。わたしたち障害者の立場からは、このことの方がより直接的な加害性と教訓性をもつ。

南京市の罪なき中国人四〇数万人を虐殺し、今また、関東軍防疫給水部隊満州七三一部隊の悪魔のしわざを思い知らされているわたしたち日本人も、ドイツ民族とともにこの教訓を、とりわけ共有するものである。

醒めてみてはじめてわかった教訓は、平和の、ひたすらな切れめのない持続によって生かされるしかない。核戦争の危機という時代を背景として、今私たちはこの教訓を、一人ひとりの胸に深くきざみこまねばならない時にきている。

平和こそわたしたちの理性と良識の証明であり、基本的人権の第一の保障である。

9　すすむ障害者運動

ゼーエン・シュタット・ヘーレン（ドイツの「聴覚障害者の時間」）で放映されたあと、ドイツろう連盟本部へ、バイエルン放送局へ、あるいは指導者ビーソルド博士個人あてに視聴者から、電話や手紙で反響が殺到した。そこには、生なましい証言あり、被災厄者の心境・現況ありである。それらをうけて、調査と運動は今新たな進展の可能性を開いている。

断種手術を強制された者の約半数は、二〇歳以下の児童、生徒、青少年であったことはすでにのべた。約八千人と推定されるこれらの青少年は、いまわしい悪夢のすぎさった戦後に結婚適齢期をむかえたはずである。

ことは、人間の生活と幸福に直接かかわる生理機能にくわえられた暴力と被害であるだけに、その結果は深刻であり、一生ついてまわるものである。これらの結婚適齢期の者は、あるいは、告白し合意した上で結婚した者もあるであろう。ひたすらかくして結婚した者もあるであろう。いまだ性の知識も自覚もない少年期に断種された者については、親のはばかりもあって、全く何も知らされずに結婚したあと、なぜ子どもが生まれないのかといぶかしんでいる例もあるであろう。また、断種の結果、ホルモン分泌に異常をおこし、成長障害になった者もあるであろう。

ドイツ連邦共和国では、ナチスドイツの被災厄者には、年額五千マルクの年金が支給されることとなっている。だが、「わたしが被害者です」「わたしも被害者ではないか」と名乗りいでることは、夫婦の信頼関係をそこない、家庭の幸福を破壊するばあいもある。

とりわけ、せまい障害者の社会では、たとえ名をかくしても、推定、臆断、邪推……で、ことはつつぬけになる。ここにこの調査と運動のむずかしさがある。ドイツ聴力障害新聞もわざと、表情を区別しがたい暗い写真を使っている。

だが、政府の責任で、個人のプライバシーは十分に尊重しつつ調査をおこない、法に定められた保障をおこなえ、というのがドイツろう運動の要求である。

2　ドキュメンタリー

1　国民経済学でなく国民生物学

一九三三年七月十四日施行の、「遺伝性疾患から後代国民を予防する法」から説きおこしたが、これに先立って、ヒトラーが独裁権を掌握した同年三月の一ヵ月後の四月七日、「官僚行政を復活する法」が議会を通過している。聞いただけではわかりにくいこの法律は要するに、ドイツ民族の属するゲルマン民族、またそのゲルマン民族の属するアーリア人種にあらざる者および、共産党員をふくむ社会民主主義者を、一切の公職より追放することを目的としている。

ここでわたしたちは、ナチスドイツによるユダヤ人の抹殺と「遺伝性」障害者の断種という悪魔のしわざが、決して、憎悪や偏見のみに根ざした、それ自体を目的としたものではなく、ゲルマン人による世界制覇とアーリア人種による統治という、いかにも非合理的であるが、それ自体はきちんとまとまった世界観と政策の一環としてあったことを理解しなければならない。

そこを深めていこうとすれば、わたしたちはどうしても、ナチスの綱領的解説書であり聖典であったヒトラーの『わが闘争』にゆきあたる。

それは同書第二巻第十一章「民族と人種」の中でのべられている（『わが闘争』第二巻、黎明書房、七三～一二二ページ）。しかしここでは思想としてのべられているものよりも、ナチスが政権につきそれが実行のプログラムに乗せられてから、そのプログラムにたいする厚生福祉官僚の解説として検証するほうが本書の目的にあっているであろう。「ナチス国民厚生事業の概観」という本の中で、ハンス・アルトハウスが次のようにのべている。このアルトハウスの身分はつまびらかにしないが同書には、ナチス党指導部国民厚生事業本部長ヒルゲンフェルトの序文がついている。

厚生事業の道しるべは国民経済学に非ずして国民生物学なり

ナチスの世界観および厚生事業は、実人生と密接な関係があり、その形造る百般の状況によって来る所は、先人の偏見に非ずして、事物の溌剌たる存在そのものからである。而してナチス厚生事業の全奉仕が向けらるる人生の具体的形態は、すなわち国民である。多数の個人が或いは協定にもとづき、或いは勝手な思惑から、結合して国民となり国家となるのではなく、国民とは自然によって与えられた生活統体であり、これが個人を担い、個人の存在をはじめて可能ならしめ、個人は使命を担い義務を負うて、神秘な自然の命令によって、国民のつながりの中に本能的に据えられるのである。ナチス的解釈に従えば、国民とは家族によって連結された世代の連続であり、国民の個々の成員は家族の懐に抱かれて生み出され、育成され、国民生活という繋がりの中に編入される。国民は現在から発して過去と未来に向かって手を伸ばしている。現在の個人は先祖代代の生物学的遺伝を荷って、来るべき者に再びこれを伝ふるの義務を負う。かくして生殖によって生を亨けるべき、未だ生まれざる子孫が、国民相伝の価値といふ聖殿を逞しい幅広の肩に乗せて未来を荷ひゆき、以って国民を維持し国民の名誉とするのである。（中略）

……自由主義ならびにマルクス主義の救済事業は、環境、特に経済的境遇が、個人の福祉に決定的影響ありとする謬見より出発しその業績に於いては、優生学的立脚点の不足のために、遺伝的劣等者の保存増加を招き、全体のために不利なる結果を生んだ。即ち適者が不適者の利益のために煩わされ、等閑に付されてきた。反之、国民の福祉を目的として整備されている厚生事業は、優生学的淘汰によって劣等者を排除するであろう。この根本的立場から発して、ナチス国家は遺伝病予防防渇法を制定し、以って国民の遺伝の流れから、遺伝病者を除外する準備工作を施した。現在生存する劣等なる個人自身は、僅かに最小限の救護を加ふるに止め、加之、必要の限りに於いては、刑法に基く救護的監護乃至保安拘置によって、民衆生活の埒外に除去するを要する。遺伝病者たる性格は確定せざるも、特にその日常の社会的挙動によってこれを推測し得る個人に対しても右のことは適用される。遺伝的劣等素質を有する者が、直ちに以って劣等視されてはならぬことを、ここに明白に言及しておく必要がある。彼らの価値は、国民共同体に対する彼らの個人的態度に応じて測定されるのである。劣等なるべきことが予見される子孫を犠牲をしのんでも放棄するということは、場合によっては特殊な社会的価値を重んずる所以ともなり得る。

ナチス厚生事業のあらゆる配慮は、かかる原理的考慮から出発して、遺伝上の優者のためにする顧慮である。……（ハンス・アルトハウス『ナチス厚生事業概観』日本厚生協会主事保科胤編、独逸文化協会訳、昭和十五年、日光書院、一三～一四ページ）

2　積極的に協力したろう学校の校長

ここには、ヨーロッパの歴史に深くわだかまってきた民族思想、人種問題があって、ドイツ民族であるはずの障害者までがまきぞえをくらったのであるが、当時の科学のレベルからさえも何とも粗雑なこの世界観は逆に、ヒトラーがいかに、「凡愚の大衆」を情報宣伝操作する天才であったかをあらためて発見させる。

わたしたちは、この問題の具体的な史実を検証するとともに、「カントとゲーテのドイツ」国民がなぜヒトラーとナチスの指導にやすやすとしてしたがい共犯したのかという根本的な問いに答え、わたしたちは何も共犯しなかったか、していないか、と振りかえっていくことが、最も大事なことである。

ここでは、史実の検証の方を先にいそぎたい。

当時はドイツでもまだ、福祉機関や福祉団体は、宗教ボランティア的なものを除いて、十分に発達していなかったから、このかってなかった災厄が聴覚障害者児童生徒・成人にふりかかってきた時、直接の矢面に立たされた関係者は、教育機関であり、ろう学校であった。当時のろう学校はまだ、タウブスチュムメンアンスタルト（ろうあ院）と公称されている。

「遺伝性疾患から後代国民を予防する法」にもとづく政令は、保養施設、障害者施設、学校、刑務所等の入所者や生徒についての断種申請報告を義務づけている。これは障害児学校にとっては、まさに、障害者観、教育観の基本を問われる問題であっただろう。にもかかわらずこの問題について、ろう学校からいかなる困惑の意思表明も、異議申し立てもなされた事実を、当時の史料に発見することはできない。

それはナチス統治という当時の厳しい条件の中で理解できないことではない。しかし、わたしたちにとって衝撃的なのは、それどころか逆にろう学校が、ナチスの政策に易々としてしたがい協力した史料を発見することである。

それは、シュレスウィヒろう学校長が同地方管区保健所長宛に一九三四年（日付は消去してある）に発信した公文書である（口絵ドキュメント1参照）。この文書は、同法によって遺伝性の聴覚障害児について報告をすることがろう学校に義務づけられたことを書きだしたあとで次のようにのべている。

「……本校における児童生徒の医学的な個人調査は、障害の原因については、きわめて不十分なことしか記載しておりません。障害が遺伝性であるか、後天性であるかということは、児童生徒の学業成績にあまり関連を持たないからであります。

よって、われわれの方で欠けている情報をおぎない、同法の実施のために最低限の必要を満たすために、同封の調査表に早急に記入していただき、当方へ返送いただけることをお願いします」

ここまではよい。しかし、ここからの文言が次のように飛躍していく。

「わたしはあなたにたいして励みのつく仕事を依頼しているとは思いませぬが、同法が終局の目的としているドイツ民族の至高の到達点へむけて、ともに努力しているのであると、この機会をとらえていただければ幸甚であります。

ただ今は、われらが指導者アドルフ・ヒトラーの事業の完遂にむけて、貴重な貢献をなしていくことが最も肝要であり、ご承知の通り、民族優生思想は第三帝国の形成と構築の土台をなすものであります。

カイゼル・ウイルヘルム研究所長オイゲン・フィッシャー教授はいみじくももうされました。

『われわれは来るべき世代の立場に立って、われわれの倫理的責任の感覚を尖鋭にし、意思を強固にしなければならない。われわれは、われわれの子々孫々の属する後代のために、〝至高の生〟を準備しなければならない。われわれは単に同時代のためにのみ生きてはならない。後代にある者のために生きねばならない』(フィッシャー「聴覚障害と優生学」『聴覚障害者福祉』誌、一九三三年三月―著者註)

あなたの貴重な協力を期待し、調査票のすみやかな送付をご依頼もうしあげます。

ヒトラー総統万歳」

言わずもがなとはこのことである。ここには、権力の暴虐にさらされた教え子の運命にたいする一片の思いやりも、教育者としての道義感も良心のとがめもない。あるのはただ、権力にたいする保身とこびへつらいであるが、ここで大事なことは、本書の中でやがて明らかにされていくが、当時のドイツの障害児教育の基本的教育観が、この権力の暴虐にたいして、消極的にでも対抗できない重大な弱点を持っていたのであって、この公文書の文言はその極端なあらわれだ、ということである。

3 吹き荒れるパージ、転向、粛清

通告

ホンベルク一九三五年十一月十八日

ホンベルクろう学校宛

一九三三年七月十四日制定の後代国民を遺伝性疾患より予防する法律の実施について標記について、貴校在籍の生徒にしてメットマン出身のオットー・ゲンツは、遺伝性疾患の疑いがあったが、一九三五年九月二五日、カッセル市地域の政府指定医師により、当該法第三条四項に定める処置をとるべきことが通告された。

保健所長　（口絵ドキュメント2参照）

いよいよナチスは、教育機関をも利用して、その疑似生物学的民族差別思想の野蛮な実践にのりだしたのである。

法が出来るということと、その法がどこまで厳格に実施されるかということとの間には、なお距離がある。この問題を関心としている数少ないドイツの学者の間でも、障害者の断種ということについて、ナチスにそこまでやらした関係者、とくに学校、施設の責任を重く見ようとする傾向がある。ここで直接参考としているビーソルド論文も、その立場に立っている。ユダヤ人はともかく、障害者にたいしては、ああまでやることはヒトラーの当初の意図ではなかった、というのである。

ここでナチスを、何でもうむをいわさぬ強制権力というようにステレオタイプ的にとらえてはならないであろう。政権を奪取したといっても、ドイツのぼう大な官僚機構をとりこんでいくには、それがいかに急速に進んだといっても、なお時間を要した。ナチスの粗雑な世界観には、学校教師をふくめた知識階層にはもともと支持者は少なかった。カソリック教会は、人間の断種とか堕胎とかいうことには対立するドクトリンとしても根をはっていた。

ともかくもわたしたちは、これら二つの文書をとりまいたドイツ政治史を、紙面の制約からスケッチにならざるをえないにしても、いちべつしてみる必要がある。

4 荒れ狂う強制的同質化

ヒトラーの首班指名とともに官僚機構、ラント（州＝ドイツの地方自治体）、労働、学術、教育、文化、芸能、体育のあらゆる分野にわたって、突撃隊のテロと上からの権力介入をたくみに組みあわせた強制的同質化（ナチス的オルグ）が嵐のようにすすんでいた。議会内では、今や二三〇人になったナチス議員が「ユダヤ人と性交したアーリア人種を処罰する法律を作れ」と野蛮な声をあげていた。

一九三三年から三四年までにユダヤ人の国外逃亡は六万人におよび、その中にはプランク、アインシュタイン（物理学者）、トーマス・マン（文学者）などのドイツの貴重な頭脳もふくまれる。国際連盟理事会は一九三三年五月三〇日に、「ナチスのユダヤ人政策を断罪する決議」をおこなう。

大学の「同質化」も急速にすすみ、多くの教授が人種もしくはナチ非協力のゆえに教壇をおわれ、「転向」がはじまっていた。その中で、フライブルグ大学長をひきうけた哲学者ハイデッガーの重おもしい声が響いていた。「命題や理念が君たちの存在を規制するのではない！　指導者（ヒトラー）自身が、そしてかれのみが、今日の、かつまた将来のドイツの現実であり、その法律なのだ」。

教育の現場においてもほぼ同様であった。教科書、とくに歴史、地理、生物のそれらに、ナチスの世界観にもとづく索強附会の滑稽な改ざん改編がおこなわれ、青少年のナチ化が急速にすすみ、生徒や親にたいして、教師の言動についてのスパイや密告が奨励されていた。

ベルリンろう学校の校長であり、全国ろう学校教員連盟の初代からの議長であったエルンスト・ショルシュがこう言明していた。

「今やわが民族は活力をえた。アドルフ・ヒトラーに顕現された神の摂理がドイツ領内に作動しはじめたのである」（**「時代はかわった」『ドイツろう教育誌』一九三三年五月号**）

かれは一九二三年以来の断種主義者であった。かれは同時に、まじめな生物学的知見により、あるいはワイマール憲法の精神によって、障害者の断種思想とたたかっていた、かれにとっての「左」どもは、今や少数になったと言明した。

その通り、ろう学校教師の「転向」がはじまっていた。その中の一人ヒルドは、時の内務大臣フリックの演説を引用し、問題の核心にふれることをたくみにさけながらのべていた。

「たとえろう学校といえども、その生徒をドイツ民族となるべく教育するべきである」（「新国家におけるろう学校の課題」前掲誌、一九三三年八月号）。

ヒルドはキャンベルクろう学校の教師であった。かれはナチスが政権につくまさにその前夜の一九三二年、「特殊教育と青少年の育成」という著書を出版していた。「一方的な行政措置と遺伝学を根拠とした際限のない提案を駁する」というサブタイトルにも見られるように、シュテムラーやダレなどのナチス党の要人を名指しで批判し断種政策に反対する、当時としては勇気ある言論であった。前述ショルシュの論文はこのヒルドの所論に反論するものであったのだが、ほとんど信じることの出来ないことがおこった。ショルシュの論文（五月）から「後代国民を遺伝性疾病から予防する法」の成立（七月）をはさんで、八月に、前記引用のとおりかれはくるりと転向してしまったのである。ショルシュの得意や思うべしである。

このかれに続いたのがライプチヒろう学校長シューマンである。同年一月までかれは断種主義に反対する闘士として、「自分の生命を他人につたえる権利」が奪われることについて警鐘を鳴らしていた。九ヵ月あとシューマンは「ドイツのろう学校教師はこの法律の目的に同意することができる」と、むきをかえてしまった（「後代国民を遺伝性疾病から予防する法、その意味と課題」前掲誌、一九三三年九月号）。

同じひとりの人間がこうもくるくると翻身、転向できることを見ていると、いったいこれは本気でそう信じているのか、あるいは保身のためにそうしているだけなのかという疑問がでてくる。戦後ドイツの障害児教育評論界でも意見が二つにわかれるところである。前者の立場に立つのがウイルフリード・ワグナーであるし（「身体障害と国家社会主義――特殊学校の歴史への研究仮説」一九七七年）、後者の立場に立つのがウルリッヒ・ブライデイックである（「ドイツ特殊学校連盟に反映した特殊学校制度の分化と発展」一九七三年）。

たいへんむずかしい問題だ。今のところ前者の評価が支持されているが、いずれにしてもこれは、学校教師・学者であっても障害のない人が「障害者はこうしてやればいちばんしあわせだろう」と、ああだこうだと論陣をはる知識人のおしゃべりでしかなく、そこを権力につけこまれている。この社会の常として障害者自身の「こうなるのがいちばんしあわせだ」というねがいを吸いあげる力づよさがない。これについては当時のドイツろう運動も責任があるが、それが弱点を持っていたことは、あとにものべる通りである。また、より一般的には、義務とかオルドヌング（秩序）という観念に弱いドイツの国民性が根底にあるだろう。

あとにものべるように、断種と「安楽死」はドイツ国民の公然隠然の批判によって、ナチスも中止においこまれざるをえなかったまれなる例となった。そうであってみれば、ここで教育関係者がたとえ消極的であってももっと抵抗していたらというのは、今だから言える後知恵であろうか。

今やナチスは国内を完全ににぎったかにみえた。それとともに党は右旋回した。それは百貨店の禁止とか、農地の解放とかの公約を反古にして、今までよってきた農民や中産階級を裏切り、資本家および軍隊と手をむすぶことであった。党内に粛清が吹きぬけた。一九三四年六月三〇日、ミュンヘンの暁の粛清によって、突撃隊長レームをはじめ約一五〇名の党内左派が消された。

5 家族には絶対に知らすな

強制断種該当者に関する調査判定がどのようにしておこなわれたのかについては、次にほぼ全文訳出する文書が参考になる。

ストレング・ヴェルトラウリヒ（極秘）とするこの文書は、次にも明らかな二つの部局連名でシュレスウィヒろう学校あてに発せられたものである。公文として妙なことには、発信日付の明記がないが、返信が一九四三年六月二二日になされていることから略推定できる。

国家社会主義ドイツ労働者党中央委員会民族政策局
および
ドイツ家族連盟全国委員会委員長
ベルリンW一五、ゼークジッシェ通り六九番地

シュレスウィヒろう学校長殿

遺伝生物学的調査について

（極秘）

ドイツ家族連盟における遺伝生物学的調査に関して、次ページ記載の家族に関しては、本局本連盟としても追求中であるが、もしも当該家族の者が貴校を訪問した、もしくはする事実があるならば、別紙記載の事項について情報提供をお願いしたい。

なお、いかなる事情ありともこのことを家族につげてはならないことをもうしそえる。速やかな回答をいただけるものと前もって謝す。回答は左記へ。

ドイツ家族連盟シュレスウィヒホルスタイン地方委員会

キール市ソフイーエンブラット二三番地

ヒトラー総統万歳

I・A（署名）

問い合わせ家族

所帯主　オットー・S（以下ぬり消し）

住所　グロミッツ市ノイシュタット通り

児童名　カール・ハインツ・S（以下ぬり消し）

出世　一九二七年十月一四日　（口絵ドキュメント3参照）

ドイツ家族連盟とは、どういう団体であったのかは、明らかにしない。おそらくは、「純正」なゲルマン民族を保持増殖するための官製官許の疑似行政機関だったのであろう。ナチスの執行機関との連名になっている事情については、すでにのべた強制的同質化が進む過程で、正規の国家の行政機関とナチスの中央執行機関もしくはその地方委員会に該当するナチス大管区との、いずれが行政を代表するものであるのか、行政系統上の混乱が生じていたことを思いあわせると了解できる。

ともあれ、調査事項とそれに対する学校長回答は次の通りである。

1、当該児童は特殊学校（養護学校・ろう学校・盲学校）に通学しているか。しているならば、その学校名・所在地。

（回答）カール・ハインツ・Sは、一九三六年よりシュレスウィヒろう学校に在籍中であります。

2、当該児童は国民学校の教育目標を達成できると見込まれるやいなや。見込めないならばその理由は。

（回答）カール・ハインツ・Sは本校の「促進学級」に在籍中。この学級においてかれは、学業目標を良好に達成する見込みであります。

3、当該児童には、てんかん、精神薄弱もしくは病的な性向等の肉体的徴候もしくは発作を認められるか。

(回答) 認められません。

4、当該児童の学業成績良好ならざるばあい、それでもあなたは平均的生徒であると判定せらるるや。学業成績不振の理由は何によると判断せらるるや。

(回答) 判断せず。

5、当該児童のランクを、次の格付け枠中に、順位をつけて記入されたし。精薄、平均以下、平均、平均以上、優秀。

(回答。平均以下の枠に第一位として記入あり・筆者)

6、顕著なる性格的欠陥を評価判定せられたることありや。

(回答) ありません。

7、両親は子どもの養育に意をもちいているか。(身体の手入れ、衣服、家計の心配、もしくは両親兄弟姉妹の教育的影響、営利目的の児童の悪用の可能性等について)

(回答) つまびらかにしません。

8、当該児童の家族累系の中に、養護学校、矯正院、病弱児施設へ通っている者および保護検束をうけている者等ありや。もしあれば、どこの学校施設収容所なりや。

(回答) つまびらかにしません。

9、但し書きに示す基準によって、当該児童に対する評価を数字でしめされたい。

（1、はなはだ良好、2、良好、3、満足しえる、4、まずまず満足しえる、5、不十分である、6、問題にならない。）

（回答）言語能力4、計算能力4、体幹機能3、手作業能力3。（口絵ドキュメント4参照）

文書は一九四三年六月二二日付で校長署名によって回答されている。ビーソルド博士の調査に答えた一、〇一四人の被災厄者の中で、三七・一八％はろう学校もしくは関係施設職員の手で調査されたと回答している。これらは恐らくは、当時まだろう学校在学中もしくは施設在所中の児童生徒だったのであろう。四七・五五％が保健関係機関から調べられたと回答しているが、これらは卒業後の成人と推定される。

6　結婚は認められずニュルンベルク法による結婚適格証明拒否

対象が成人になると事態は複雑となる。すでに結婚して子どもを持っている者もあるし、妊娠中の者もあるし、これから結婚することを予定している者もある。これらの事態にたいしてナチスの血の思想を貫徹していくためには、一九三三年の法の規定だけでは不十分で、補完されたのがすでにのべた一九三五年の二法で、まとめて「ニュルンベルク法」といわれる。

ブラッハーの「ドイツの独裁」によるとこの二法は、一九三四年九月七日ニュルンベルクでのナチスの党大会の決定方針にもとづいて、どこかの酒場で関係者によって一気に草案がしたためられたという。

このニュルンベルク法によって障害者は、保健所より結婚適格証明書の交付をうけることが義務づけられた。ちぎりし愛情も、男女両性の合意によってではなく、ナチスの沙汰次第になったのである。二人の愛情を引き裂いた冷酷な官庁文書を以下にしめす。

一九三九年一月三日
ハンブルク国立保健所
ハンブルク1、ベーゼンビンデルホフ四一番地

決定通知

氏名、マックス・B（以下ぬり消し）／生年月日、一九〇八年十一月二一日／出生地、シュレスウィヒ／現住所、シュレスウィヒ市ハステルベルク通り九六番地
氏名、イルンガード・W（以下ぬり消し）／生年月日、一九一一年七月十五日／出生地、ハンブルク／現住所、ハンブルク市ランゲンベックジェー十五番地の一
申請にかかる上記二名の結婚適格証明は、一九三三年七月十四日施行のドイツ民族を遺伝性障害から予防する法（国家法律公報Ｉ一二四六ページ）および、一九三五年十一月十四日施行のドイツ民族の血

液とドイツ民族の名誉を守る法（結婚優生法、国家法律広報Ｉ一三三四ページ）の施行にともない発せられた政令第一号の第六項にもとづき、下記理由によって発給されないことに決定した。
〔理由〕許婚者（女）は、後代国民を遺伝性疾患から予防する法に規定する遺伝病をわずらっている。かつまた結婚優生法第一条第一項のｄの結婚不適格要件に該当する。
（医師二名連記署名）　**（口絵ドキュメント5参照）**

ひとたびは適格を証明されて、結ばれかけた喜ばしき愛情が、また無残に引きさかれることもあった。

以下。

一九四三年四月三日
トレプトウ保健所
ベルリン市ニーデルシェーネワイデ、ハッセルウェルデル通り二二番地
ハンス・Ｅ（ぬり消し）・Ｃ（ぬり消し）殿
ランゲドルフ　クルパルクアレー一二〇番地
一九四三年三月二日付で交付された結婚適格証明書について
本所においてその後調査のところ、あなたは混血第一級に該当せられ、かつまた、あなたの許婚者Ｋ（ぬり消し）・Ｋ（ぬり消し）嬢も同第二級に該当することが判明した。

一九三五年九月十五日施行の民族純血法および、同年十一月十四日、同法の施行に伴って発せられた政令第一号によって、混血第二級の者と第一級の者との婚姻は認められない。かつまた、このような事例のために一九四二年三月三日内務省より戦時中の措置として発令された大臣許可権限に属する特例措置も、あなたのばあいには適用されない。

よって、一九四三年三月二日付で、ベルリン市ニーデルシェーネワイデ、ハッセルウェルデル通り二二番地、ベルリン・トレプトウ保健所から証明交付されたあなたあての結婚適格証明書をすみやかに本所あて返送されるように勧告する。

あなたの許婚者およびその所管の戸籍役所にたいしても、本結婚非適格要件については通告せられる。（署名）　**（口絵ドキュメント6参照）**

ここに参考としている文書は、男許婚者たるハンス・E・C氏に直接に送付されたものではなく、文書の結びにのべている通り、ベルリン市バウムシュレンウェッグ、モジッシュ通り三番地に居住する、かれの恋人のK・K嬢に通告するために送付された文書である。

おそらく、本人、許婚者あて、戸籍役場あておよび保管用のため、あらかじめ最低四通の同一文書をカーボン複写タイピングしたのであろう。判読困難というほどではないが、字がにじんでいて読みづらい。その下に、これは鮮明な刻字で、K・K嬢あて次のように無造作にしたためられている。

「わたしは上記文言を、一読ご認識いただくために、あなたに送付するものです。保健所長」

混血第一級とはユダヤ人を父もしくは母とすることである。二級についてはつまびらかにしない。

7　母はわたしにこう語った

では、すでに結婚している成人聴覚障害者については、「後代国民を遺伝性疾患から予防する法」はどのように吹きすぎていったのだろうか。西ドイツろう連盟が普及に力をいれていて、わたしが知友ハニオ氏に送ってもらった、マリア・ウォリスフリスの著作『母はわたしにこう語った』は、聴覚障害の両親に育てられた耳の聞える娘の親についての手記であるが、そこに一つの例を次のように回想している。

ヒトラーとともに新しい時代がきたのでした。それはハーケンクロイツの旗と制服とともにやってきて、新しい肖像を居間に持ちこみました。ウィルヘルムは〈総統〉の写真を居間にかかげました。他の人たちと同じようにかれもマリアも、ヒトラーがみじめなドイツの運命をかえてくれるだろうと望み、かつ信じました。その通り多くのことがかわりました。かれはふたたび仕事をあたえました。しかし再軍備もまたあたえたのでした。そしてまた新しい法律も。

スタインシュトラーセ通りには不安と心配が流れました。総統は「遺伝疾病法」を通過させたのでした。遺伝性の障害を持っている者はみんな不妊手術をうけなければならないという法律でした。聴覚障害もその中にはいっていました。心配にとりみだしてかれらはひそひそ話していました。なんとかこの災いから逃れたいと考えました。しかしどうする方法があったのでしょうか。こばんだとて警察に拘引されるだけです。ウィルヘルムの弟のヨセフは逃亡して身をかくしました。しかし警察はかれを探しだして病院に収容しました。アーヘンラントの医者がウィルヘルムとマリアも遺伝性聴覚障害だから不妊手術をうけねばならないととどけました。マリアは遺伝裁判所に出頭させられました。フライリンゲンにいるかの女の父がよびだされて、つきそいました。ろう学校の先生がよばれて手話通訳をつとめました。かの女の子どもも裁判所に召喚されました。裁判所はマリアが耳の聞える子どもを生んでいても、一九三三年七月十四日の法律の条項に該当すると判定しました。しかし、ウィルヘルムには不妊手術の実施が判決されましたが、かの女は、シスターマン夫人から摘出のジーファー家の出身であることにたいする良好な印象により、夫を断種してもかの女が不倫にはしってまた子どもを作る可能性は、高度にありえないだろう。裁量のある証拠物件の評価と日常行動の評価により、裁判所は不妊手術は見合わせることができる。目下の案件は却下すると判決しました。

しかしアーヘンラントの医者はこの判決を不服として上告しました。その結果としてケルンの遺伝厚生高等裁判所が、マリアもウィルヘルムと同じく不妊手術をうけなければならないと判決してしまいました。

それは二人にとって過酷なことでした。かれらはこの運命から逃れるためのあらゆる方法を探しもとめました。たくさんの人に相談し、手紙を書いて送り、いらいらして煩悶し、あらゆるところからの善意にみちているが、したがいようのない忠告助言にまどわされ、マリアはへとへとになっていました。

かの女はもう戦おうとしませんでした。かの女はほかの聴覚障害者と同じようにふたたび立ちあがることができるでしょうか。それとも、恥ずべき、劣等な、見下されて、自尊心をきずつけられ、侮辱されてほどこすすべも知らず、自分の運命を恥じいるだけなのでしょうか。神様、それでもあなたはわたしを聴覚障害にされたのですか!? それとも!?

ウィルヘルムが次の夕刻帰宅した時、娘が一人ぼっちでまっていました。

「お母さんは……」

かれは聞きました。いつものにこやかな顔でした。

「お母さんは服をきがえてアーヘンへ行ったわ。そこにママの手紙があるから」

ウィルヘルムが手紙を読んだ時、その顔がゆがみました。娘が見たこともない表情でした。かれは壁にかかった総統の写真を引きむしりました。唾をはきかけました。

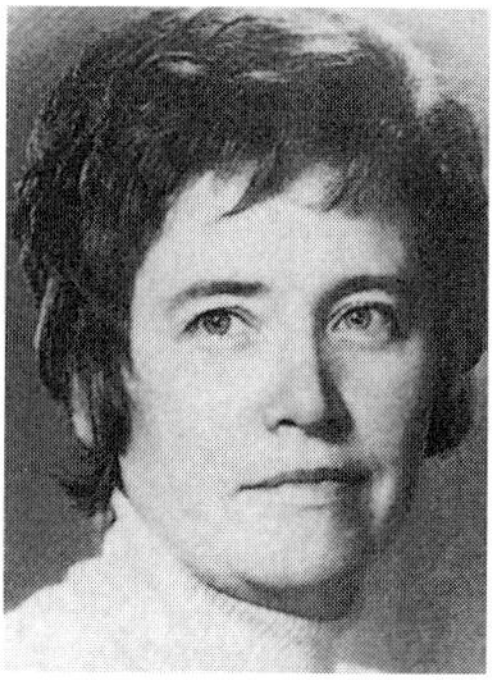

M. ウォリスフリス

そして暖炉の上の壁に力まかせに投げつけました。ガラスはこなごなに飛び散り、枠もくだけ、写真は石炭バケツの上に落ちました。娘はびっくりしてぼうぜんとかれを見つめていました。ウィルヘルムはミシンの近くの椅子に腰をおろしました。娘が近よるとかれはかの女をひざにだきあげて抱擁し、長い時間はげしくすすりなきました。

警官が家に入ってきました。弟のハインリッヒがウィルヘルムのために、荷物をまとめていっしょにこいという警官の指示を手話通訳しなければなりませんでした。警官はかれから距離をたもって立っていました。ウィルヘルムはもう拘引される身分でしたが、そうと見せかけないためだったのです。警官はアイレンドルフの男でした。

こうやってマリアが人しれず病院へうつされたように、ウィルヘルムも人にわからぬようにこっそりと病院へうつされたのでした。十六日間の入院中に週九マルクの福祉補助金を交付されました。（マリア・ウォリスフリス『母はわたしにこう語った』二七五―二七九ページ）

叙述はここで終わっている。それから著者は父も母もいない家でさびしく思いめぐらしたのだろう。少女時代の聴覚障害の父母とのかかわりをなつかしく思いだしている。そして手記をむすんでいる。

父母はせいいっぱい自分を愛してくれたこと。かの女が読んでいた『ハメルンの笛吹き』を手話で親に語った時、ひどく喜んでくれたこと。子どもたちがそれからどうなったのかということをひどく気にして、「子どもたちがぜんぶ耳が聞えなかったらよかったのに」など手話でコメントされて面食らったことなどを追憶し、父と母とは体は二つで心は一つ、おたがいが補完しあって二つで完全であったと感想をのべている。その優しい追憶の裏には、このような生命の発現をなぜ否定する必要があるのかという、激しい批判がこめられている。りっぱな娘だ。かの女を見てわたしもそう思う。このような子どもを育てられる親の、生み育てる権利をなぜ否定する必要があったのか。かの女も今は二児の母であるが、ふたりとも耳の聞こえる子どもである。

8 剔出胎児女児、身長四二センチ、裏でおどろくべき人種栽培計画

すでに結婚している聴覚障害者にたいする断種については次の資料がしめす。被害者はすでに妊娠中であり、断種に先立って中絶手術もおこなわれた。

医師報告
（一九三三年七月十四日施行の後代国民を遺伝性疾患より予防する法〈国家法律公報Ｉの五二九ページ〉
第十一条二項にかかわって）
要件　先天性精神薄弱
氏名　（ぬり消し）
生年月日　一九〇八年十月二〇日
出生地　バッド・カメンシュタット
右の者は、遺伝優生法による一九四一年七月二二日付シュタットガルト市における判決（書類番号四一ノ一一九）にもとづき、一九四一年八月二三日当医院において断種手術をほどこされた。
断種手術方法　双方の卵管を長さ二センチにわたり切断剔除。切断口結紮。手術経過良好。傷口は約十日間で後遺症もなく癒合。

手術をうけた者は、一九四一年九月一日、完癒したものとして釈放された（これに関しては一九三五年二月二五日発令の施行令八条二項参照）。

これにくわえて、一九四一年八月十一日、要件本人にたいする妊娠中絶がおこなわれた。これは本人の保護者である公認会計士ハルシュ氏の同意のもとにおこなわれた。

手術方法　薬剤による人工早産。破水をともなう。

剔出胎児身長　四二センチ。胎児の特異状況、（記載なし）。性別、女児　**（口絵ドキュメント7参照）**

第二次大戦がドイツの勝利に帰したきたるべきヨーロッパの秩序では、ドイツ民族を頂点とするアーリア人種が支配階級をなし、ボルシェビキのロシアをふくむ東方民族が隷属被支配階級にはいり、ユダヤ人は抹殺されるはずだった。そのためには、ドイツ民族の純血を守らなければならない（ナチスの世界観では、そもそもドイツ人がこのことを忘れてユダヤのけがらわしい売春婦の誘惑にはまったために、あの悲惨につきおとされたのである！）。

今この聴覚障害の一婦人を災厄につきおとしているニュルンベルク法も後代国民を遺伝性疾患から予防する法も、このナチスの世界観貫徹の消極面を代表するものであって、積極的には青少年の教育をもふくめた人種育成――むしろ「栽培」といった方が適当な政策が対応していた。その法律と政策を総合した視点から、この資料の示す災厄を見つめることが、今日的教訓を引きだすゆえんである。

しかしそこに具体的にたちいることは本書の目的ではない。さわり的なことだけ若干ふれる。

十歳から十四歳までのドイツ少女は少女団に、十四歳から二一歳までの娘はドイツ女子連盟にいれられた。かの女たちは水泳、フォークダンス、体操などに多くの時間をさかれたうえで、「この世で最も大切なことは母親になることである。総統がドイツの少女にもとめるのはこのことであり、これ以外のなにものでもない。あなたがたは祖国のためにこの重要な任務を果たさなければならない」と教えられた。

その結果、未婚の母親が激増した。何万というドイツ女性が、時には十四歳の若さで母親になった。

SS（親衛隊）にはいることができるのは、ナチス党員であることはもちろんのことながら、碧眼とブロンドの髪を持ち、身長一七〇センチ以上であり、かつ目鼻立ちがととのっていることが基準とされた。親衛隊長ヒムラーはこうした親衛隊員にたいして、古代ゲルマン的な一夫多妻制度の導入とともに、「生命の泉」という名の親衛隊専用の娼家を作ることまで計画したのであるが、これればかりはカソリック教会の抵抗にあって実現しなかった。

ユダヤ人虐殺の最高責任者ヒムラーは、動物学者であり、熟練した動物飼育者であった。断種や胎児殺人の「減産」の裏で「増産」がおこなわれていたのである。それが世相の倫理であり、戦争と性、戦争と女性の社会的地位の意味である。

一九四一年は、ドイツ機械化部隊が怒とうのようにソ連領内に侵犯を開始し（六月）、ヒトラーの得意の絶頂の年であった。

9　無視すれば警察権力で…

ビーソルド博士の調査におうじた約千三百名の中で、五四五人は前述のように強制断種をうけた婦人であったが、その中の四四人は妊婦で、断種に先立って人工流産させられ、うち十七人は妊娠五カ月以上であった。

さて今回は次の史料文書を、別のろう者問題をふくませて検討してみたい。

〈極秘〉

ベルリン遺伝厚生裁判所事務局、ベルリン市シャルロッテンベルク一、テーゲレルウェッグ一七番地の二〇（S号線ユングフェルンハイデ駅下車）電話番号三〇・〇六・一一

文書番号三六一の一三、一一三・四一（すべての照会に明記のこと）

一九四一年八月二一日

H（ぬり消し）・A（ぬり消し）殿、ベルリンN五八、ウェリンネル通り一一番地

ベルリン遺伝厚生裁判所は、あなたが、一九三三年施行の後代国民を遺伝性疾患から予防する法（国家法律公報I五二九ページ）の第一条に規定する遺伝病である先天性ろうをわずらっていないかどうか、調査しなければならない。

この文書を受信されてより一週間以内をかぎって、このことについて文書で申立をする機会があたえられる。この申立てにはとくにあなたの肉体的精神的発達についての具体的な証明、学校および学業成績の正確な証明、職業および職業証明（もしも雇用主がいるならばその者の証明）、主要病歴、同じく系類者の病歴（かかりつけの医師と医院の証明添付）がとくに必要であることをもうしそえる。

特に申立のないばあい、

一九四一年十月七日午前九時半に、ベルリン市シャルロッテンベルク、テーゲレルウェッグ一七番地の二〇、遺伝厚生裁判所地階二四号室において、所定の時日に聴取がおこなわれる。

この通告を無視したばあいにあなたは、警察による拘引をふくむ強制執行下におかれることを予期しなければならない。

もしもあなたが上述の手続を、ベルリン市以外のところでおこなうことを希望するばあいは、この文書の番号を明記してすみやかにもうしいでること。さもなくばあなたは重大な不利益下におかれる。

この手続に関与したる者については、同上法第十五条に定める刑罰規定によって、秘密を守ることが義務づけられている。このことについて特に理解されたし。

司法官署名　（口絵ドキュメント8参照）

まず、ろう教育をうけた当時の平均的な聴覚障害成人が、このしかつめらしい官庁文書をよく読解して、自分にふりかかった運命を知ることができるかどうか。これについて、判断のよりどころは二つしかない。

一つは、当時ではないが今日のドイツ聴覚障害成人にたいして発行されているジャーナル、具体的には「ドイッチェ・ゲヘルロセン・ツァイトゥンク」（西ドイツ）と「ゲマインザム」（東ドイツ）である。どちらかといえば前者のドイツ語がむずかしく、後者のそれがやさしいが、これらのジャーナルのドイツ文を聴覚障害成人が読みこなしていたとすれば、まずは読みえていたという判定に立つしかない。

二つには、文書を発信する裁判所自体がこの問題をどうおさえていたのかということである。ここに引用した文書が、命令無視のばあい、警察権力の発動を示唆して威嚇している。それにつづいて、法第十五条の守秘義務を強調しているのは示唆的である。これはことばをかえて言えば、「心配せずに同居の父兄、友人、牧師、雇用主、ろう学校教師などにこの文書をしめして相談せよ」といい、「このことについて特に理解を」とだめをおしているのであるから。

だが、日本聴力障害新聞の経営体験からも、また、通り一遍の繁文縟礼（形式を重んじて手続などわずらわしいこと）の官庁（とくにドイツの！）がそこまで親切であったかという別の立場の反証を投げかけてみても、以上のよりどころも判定も、すぐにあやふやなものとなる。

しかしわたしは、一応は読みえたのだろうと思う。聴覚障害者の理解にとって大切なのは、文の読解とともに、周辺状況のプラグマチックな理解である。

日本でも戦争中に、国策の周知徹底、またそれにたいする協力、異端者のスパイ監視密告のために、本来は住民の自治組織であった隣組が、為政者によって最大限に活用された。当時も今も聴覚障害成人にとって隣組とは何か。ろう団体である。

わずかの資料しかあたえられていないが、前掲および後続の資料をよりよく理解するために、ナチス治下の聴覚障害者団体、ひいてはいわゆるろう社会がどういう状態におかれていたのかを、不十分でもまとめてみる必要がある。本書前掲の強制的同質化の進行ということを、もう一度思いうかべてほしい。

10 「お国のためには断種うけよ」全国ろう者大会で演説した役員

ナチス治下でドイツの成人聴覚障害者全国団体は、ドイツ国家聴覚障害者連盟（略称REGEDE）という団体に統合されていた。あわせて学校教師の方にも、国家社会主義教員同盟（略称NSLB）という団体が結成され、ナチスの大衆団体として、公然たる党籍者およびシンパによって指導層がしめられており、その中に障害児学校教師も多数いたことが確認されている。

REGEDEもNSLBほどラジカルではなかったろうが、指導層の中にナチスのシンパ（または党員）がいたらしいことを推定する資料がある。それは、「ドイッチェ・ゲヘルロセン・ツァイトウンク」（ドイツ聴力障害新聞）へかつてよせられた次のような投書である。

いつも褐色のシャツ（註・ナチスの制服）をとくとくと着ていた〇〇〇が（投書原文には氏名記載あり）本当に、ナチスに骨の髄まで染まっていなかったただの協賛者だったなどと、よくもまあ言えるものだ。そう言いおおせるには、かれはあまりにも悪質すぎたのだ！　ナチスから牛馬のようにあつかわれたわたしたちは、〇〇〇が、一九三六年のヘルボーン市でのドイツ国家聴覚障害者連盟大会で演説したことをどうして忘れられようか。

「今や健聴者は前線において生命を国家の犠牲に供しなければならない。われわれ聴覚障害者に兵役はない。では、われわれは何を犠牲にするべきか。断種もまた犠牲である。われわれは断種を、国家にたいする奉仕としてたえしのばねばならない……」

多数の同胞が断種の辛酸をなめた今となっても、これでも骨の髄まで染まっていなかったと言えるのか。

一九三四年、シューレスウィヒろう学校長が文書で保健所長あてにうやうやしくたてまつった文言が、二年あとの今、成人聴覚障害者運動の指導者自身の口によってくりかえされている。読者はこの内容を、日本とはことなり、ナチスにたいする追及が今なお厳しいドイツ社会の文脈において読まねばならない。この投書は氏名をふせて掲載され、批判された本人はまだ指導者で収まっているという。この調査と運動のむずかしさがしのばれるところである。

もっと公然としたナチス党籍所有の聴覚障害者運動指導者のことについては、後にもふれる。わたしがここでまとめたいのは、このようなナチス治下の聴覚障害者運動のおかれた条件から、当然してもよい状況想像である。

恐らく、ろう運動の名でおこされる大小無数の催しや集会の場でも、件の〇〇氏ほど極端でなくとも、ナチスドイツの世界観、国策、後代国民を遺伝性疾患から予防する法、ニュルンベルク法などについて、読み書きのできる指導者の立場から、手話によって講演あるいは解説され、さらに恐らくは、それにたいする聴覚障害者運動の立場、方針、心がまえなどが喧伝されていたであろう。もしも、すでにのべたH・A氏が、成人聴覚障害者団体の成員であったならば、かれはこれらの講演解説を通して、通告文書の周辺知識を前もってあたえられていたものと想定できる。

ビーソルド調査によれば、一、〇一四件の調査回答中で、三七・一八％はろう学校、もしくは類似機関から通告され、四六・五五％が保健所より通告されたと回答している。また通告をうけた後でなんらかの強制措置をくわえられたか、という問いにたいして、ぜんぜんなかったと答えたのは一・三八％のみで、二七・八四％は裁判所から再度の督促をうけ、三一・三三％は保健所から、二四・二六％がナチス党の名において、一〇・三五％がろう学校より脅迫まがいの通告をうけたとこたえている。

それも事実である。しかしここでわたしは、実は言いにくいことについてあえて言及したい。それは、同じ障害者もしくは団体の役員に通告あるいは脅迫されて、というケースがなかったかどうかということである。

わたしたちの障害者運動は、外に向かって生活と文化の向上を目指して団結している時は、いかにも美しく強固である。だがそれは同時に、同じ障害者同士の猜疑やそねみ、ねたみ、足のひっぱりあいもともすればかかえこみがちな集団でもある。

そこまで想像はしたくない。しかし、ナチス治下の異常な状況の中で、そういうことが全然なかったと考えることもまた別の非現実であろう。ひょっとすれば、すでに述べた結婚適格証明の拒否も取り消しも、同じ障害者の密告によったのかもしれない。

ビーソルド氏はかりに、そういう事実があっても、言及もしなければ資料もあげるまい。当然である。しかし、国もちがい事情もちがったところで、経験にもとづいて将来の教訓のために、そういう疑いをかけておくことは、かれも認めてくれると思う。

3 聴覚障害者は抵抗する

1 秘密警察は昼夜を分かたず

E・G一三、一七三／一九三五
ドイツ民族の名において！
以下判決する。
H（ぬり消し）M（ぬり消し）の遺伝性疾患にかかわって、一九一三年一月二六日ブレメンにおいて出生し、現住所ブレメン市メイヤーシュトラーセ三号である上記の者について、ブレメン遺伝厚生裁判所は、一九三七年十一月十二日、
主任裁判官　A・G・R・ロランド
陪席裁判官　医学博士スタインメイヤー
同ショムバーク

出席の法廷において判決する。

一九一三年一月二六日ブレメンにおいて出生、現住所ブレメン市メイヤーシュトラーセであるH・Mの断種手術を命令する。

裁判に要した費用は国庫負担とする。

署名・ロランド、署名・スタインメイヤー、署名・ショムバーク　（口絵ドキュメント9参照）

ぎょうぎょうしくも、ドイツ民族の名において、である。そして、いかさまこの人権無視はドイツ民族の名において、である。

すでにわたしは障害者集団の持っている暗い面について、ことさらに資料の枠をこえたよしない想像をめぐらした。また、いち早く権力にすりよって出世と保身をはかろうとした聴覚障害者がいた事実についても紹介した。しかし、それらは障害者、もしくはその集団の持っている一つの面でしかない。別の面では障害者も、わが身にふりかかる不幸を泣き寝入りせず、同胞にふりかかる災厄を拱手傍観《きょうしゅぼうかん》できず、なんらかの行動に立ちあがるものである。それなくして障害者運動の発展も歴史の進歩もない。

ナチスの圧政下の社会的弱者にも、この人間的なものは熾烈に働いたであろう。弱者のゆえをもってその行動は、ヨーロッパ各地のレジスタンス運動や、聖職者の抗議やヒトラー暗殺の陰謀をめぐらしたドイツ将校団や白バラ抵抗学生の行動ほど人目をうばうものでなく、記録にのこされるものでなかったが、それゆえにこそ、ここにはしるしとどめておきたい。

その一人がシュタットガルト市のカール・ワッカーである。かれは同地方で断種措置の判決をうけた同じ聴覚障害者の悲嘆を見て黙っておれず、団体の名をもって地区遺伝厚生裁判所あてに判決の執行停止を訴えいでた。その申立ての書面はのこっておらず、ただ、裁判所よりのかれあての回答によって間接に知るのみである。かれが同地方団体でどのような役職をしめていたかも明らかでないが、以下にその回答文をしめす。

シュタットガルト遺伝厚生裁判所
一九三八年八月七日
ウルテンベルクおよびホーヘンツォルレルン地方聴覚障害者福祉協会気付
カール・ワッカー殿
（シュタットガルト市N区フリードリヒシュトラーセ二〇番地のⅢ）
あなたより八月二日付の書信をもって申し出でのあった不妊手術決定の執行停止について回答する。
同手術施行の根拠については、後代国民を遺伝性疾患から予防する法の解説パンフレットにくわしくのべられているところであり、同パンフはあなたもすでに御所持のことと思う。申し出での不妊手術の実施について例外的な考慮は問題外である。なぜならば、同手術の施行は、なんら処罰を意味するものではなく、民族福祉の招来を、ひいては当の遺伝性疾患聴覚障害者の利益を意味するものだからである。手術は完全に無害であって被術者の能力をいかなる面でも損なうものではない。その上に劣性子孫の出世は確実に予防され、それはとりもなおさず遺伝性疾患者の願望と一致するものである。最終にもうしそえるが、このゆえをもってあなたは、反国家的な感情や企てを、毛頭懐くことがあってはならない。すべての事例について秘密警察が、昼夜をわかたず人身監視にあたっている。

この件について再度の照会は無用である。（口絵ドキュメント10参照）

ナチスの面目躍如の回答である。一読三嘆。反覆朗誦すればまたとないドイツ語の学習になる名文でつづられている。そして行間からおしひしげられた人間のうめきが聞こえ、わが身の危難をかえりみず、あえて権力に一矢を放ったろう団体指導者の苦悩がつたわってくる。

2　健聴の五人の子ども断種

つづいてここにとりあげるのは、子どもを思う愛情のあまりに、ってをたよってヒトラーの側近にまで嘆願におよび、はかなくも却下された聴覚障害者としての父の事例である。聴覚障害者として、そこまでやるのは、どれほど決断のいることであったことだろうか。

その父の名はヘルマン・ゾンメル。キール市在住。母も多分、同じ聴覚障害者であろう。

彼は当時三八歳で五人の健聴の子どもがあった。後代国民を遺伝性疾患より予防する法にひっかかり、遺伝厚生裁判所より断種を命ぜられた時、健聴の五人の子どもたちも、遺伝因子を保持する者として、同じく断種を命じられたのである。

現に聴覚障害者であり、五人も子どもをもうけた親はたえしのぶとしても、何の障害もなく、それぞれに前途を持つ愛児にまで同じ災厄にあわせることは、親としてたえられない。当然のことである。かれは強い調子の義憤をそえて、わが子のケースについてのみ、キール市の遺伝厚生高等裁判所へ上告したのである。高裁判決は一九四〇年七月二〇日におりた。

結果は同じことであった。

「あなたの子どもは外見上障害はないが、劣性の遺伝子を保持しており、後日障害者と結婚したばあい、聴覚障害の子どもが生まれるであろう。上告を却下する」

思いあまった父がわらをもつかむ気持ちで、最後の手としたのが、断種政策の最高指導者でかつヒトラーの側近であったコンティ博士に直訴することであった。

彼がどのような方法で障害をこえてナチス権力の中枢にまで、子を思う障害者の父の心情を吐露しえたのかはわからないが、四〇日後にとどけられたコンティの返書を全文ここに紹介する。

（国家社会主義ドイツ労働者党公用箋）

一九四〇年八月三〇日

総統全権委任コンティ博士機関第四局、総括者パクハイゼル教授

ミュンヘン市三三区カールシュトラーセ二一番地

ヘルマン・ゾンメル殿
キール市ウェリンズドルフ、シェーンベルゲルシュートラーセ一一八
あなたよりの陳情にもとづいてわたしはあなたの遺伝性疾患問題について、徹底的に精査いたしました。
わたしも、あなたにとって、あなたが耐え忍ばねばならない犠牲が苛酷にすぎることを拝察するに吝《やぶさ》かではありません。しかしなおかつ、わたしはあなたを判決より免除することはできません。あなたにくだされた判決は法律の主旨に合致しているからです。遺伝厚生裁判所および遺伝厚生高等裁判所があなたにあたえた判決は、正確な事実にもとづいています。あなたのご子息たちは、外見上なんらの障害もないようでも、遺伝性疾患を保持しております。
この件について再度の照会陳情がありましても、お答えはできませんこともうしそえます。
ヒトラー万歳
署名（パクハイゼル教授）（口絵ドキュメント11参照）

ドイツ語独自のひげ文字で、ナツィオナルソジァリスティッシェ・ドイッチェアルバイテルバルティ（国家社会主義ドイツ労働者党）と刷りこまれたナチス公用箋にしたためられたこの文書は「拝察するに吝かではない」となにがしかの同情をしめしているが、これは単なることばのあやで、コンティその人ではあるまい。

レオナルド・コンティ。一九〇〇年生。当時四〇歳。一年前の一九三九年から内務省保健担当次官、「全国保健指導者」となり、障害者抹殺断種政策の最高の事務指導者となっている。大戦終了後の一九四五年十月に自殺した。

ヘルマン・ゾンメルの高裁上告の法廷では、娘がもの言えぬ父の意を体して証人に立ち、聴覚障害者の夫婦であって健聴の子をもうけ、孫が二七人、ひ孫が四人もあるがすべて健聴である事例をのべている。これこそ、後代国民を遺伝性疾患から予防する法の非合理性を、事実でもって証明するものでなかろうか。

3　ユダヤ人との友誼を守ってスポーツ協会より除名

一九三七年、ベルリンの聴覚障害者スポーツ協会では一つの内紛が持ちあがっていた。ここにしめすのは、ナチス権力によるユダヤ人の排除政策の進行、官憲によるその執行、一般市民による軽佻浮薄な同調にもかかわらず、ユダヤ人の友人に対する人道的な立場をつらぬき通した一聴覚障害者の記録である。その名はエルウィン・シュテムラー。

わたしたちは、同じ聴覚障害者として、彼の勇気ある行動を正しく理解するためにも、ナチスによるユダヤ人迫害排除政策の一連の段階的進行が、コミュニケーション問題を重要な要因として結成されている、成人聴覚障害者団体の運動に、どのような影響と結果をおよぼしていったかということを、客観的に推定分析する必要があるのだが、ともかくも原史料を紹介することからはじめたい。
それは、ベルリネル・ゲヘルロセン－スポルトヴェルアイン（ベルリン聴覚障害者スポーツ協会）のナハリヒテンブラット（会報）の一九三七年五月号（第五号）に掲載された記事である。全文ここに訳出する。

告示

会員エルウィン・シュテムラー氏は、四月二四日、彼のユダヤ人友人達にたいする親密な関係を保持するために、われわれのスポーツ協会より脱会することを表明しました。この行為によって、かれは民族共同体に背をむけたのであって、会員のみなさんには改めて言うまでもなく自明のことです。かれは異血統のユダヤ人を、われわれドイツ人血統のスポーツ同好者よりも、かれにとって価値あるものとしたのです。かれのこの信ずべからざる義務背信行為により、わたしはやむをえず次の措置をとらざるをえません。すなわち、この日よりわたしは、かれを、ボート競技、小遠足等をふくむ一切の協会の行事に参加することを認めません。ユダヤ人の一味から手を切れ！

協会指導者W・E　（口絵ドキュメント12参照）

この会報はおそらく、昔わたしたちもよくしたように、蝋びきのステンシルペーパーにタイプ刻字して製版したものであろう。精巧な輪転機にかけるのでなく平板ローラ印刷をすると、上手な人でも二百枚ぐらいで蛹がとけて星がではじめ、かつ版がゆがんでくる。口絵にしめす凸版はそのことをよくしめしているし、言をかえればベルリン聴覚障害者スポーツ協会も、それぐらいの会員数の団体であったことが推定される。

ナチスによるユダヤ人の迫害といっても、その綱領的世界観からすぐいっぺんに実践されたものではなく、一九三三年以来四二年の〈最終的解決策〉にいたるまで、ユダヤ人は徐々に公民権を制限され、社会生活参加と職業選択をせばめられ、おいつめられていったのである。そこには当時の政治的経済的状況とナチスのたくみな対応策があるのであって、それ自体興味ある考証の対象であるが、それは本書の目的とするものではない。

ただ、全然無関係ともいかないので、こころみにこれについての区分をワルター・ホーファーによってみる。かれは次のように区分している（『ナチス・ドキュメント』救仁郷繁訳、ぺりかん社、三六四ページ）。

〈一九三三〜三五年〉それぞれの措置が、緊急令や全権授与法による偽装合法制にもとづいていた時期。

〈一九三五〜三八年〉ニュルンベルク諸法律と、それにもとづく命令と指令の時期。

〈一九三八〜四一年〉民族迫害とポーランドの強制収容所への第一次集団流刑の時期。

〈一九四一〜四五年〉銃撃と毒ガスによる集団殺人の時期。

ここでとりあげる史料は、この第二期（一九三五〜三八年）にあたる。この時期にどのような政策や社会事象があったかは省略するが、わたしにとって見すごせない事実は、このようにしてユダヤ人の社会生活参加、職業選択からの排除が進行していけば、人種よりはコミュニケーション問題を重要な要因として結成している成人聴覚障害者団体のユダヤ人会員にどのような問題がおこってくるかということである。

このようなことは一般の歴史家は気にもとめるまい。しかしそこに当日的な鋭いろう者問題があり、シュテムラーの勇気ある行動の背景をなしていたことは十分理解しなければならない。

4 ベルリンオリンピックの裏で

この事象に先立つ一九三六年はベルリンオリンピックの年である。われわれ日本人にとってこのオリンピックは、田島直人が三段跳びに一六メートルの大記録で優勝し、村社講平が五千、一万メートル競走でフィンランドのカルボーネンとわたりあって、その独特な走り方が、〈マラソン〉の手話の語源となった。というのは聴覚障害者をふくめた国民をそれほど熱狂させたからである。また棒高跳びの西田修平がアメリカのオーエンスと歴史に残る名勝負を演じ、女子二百メートル平泳ぎの前畑秀子が、「前畑ガンバレ・ガンバレ」の今も語り草となっている名放送を生んだオリンピックとして、国民の記憶に焼きつけられている。

かくありしかあったベルリンオリンピックであるが、その裏でいったい何が演ぜられていたのか。

「一九三六年頃には、彼（ヒトラー）の人種政策は、スポーツを含むドイツ人のあらゆる生活面に浸透していた。その三年前ナチが政権を握って間もなく、ユダヤ人は青年団や運動・厚生組織などに所属することを禁止され、クラブ施設を利用することもできなくなっていた。シュトライヒャーは当然のことながらこの動きに心から賛同の意を表し、『この点に関しては問答無用だ。ユダヤ人はユダヤ人。ドイツのスポーツ界に彼らを容れる余地はない。ドイツはドイツ人の祖国であって、ユダヤ人の祖国ではない。そしてドイツ人には、自分の国で自分の望むことを実行する権利がある』と述べた」（グレン・B・インフィールド『レニー・リーフェンシュタール—芸術と政治のはざまに—』喜多迅鷹・喜多元子訳、リブロポート、二〇一ページ）。

リーフェンシュタールとは、ヒトラーの情婦との噂もあった女性の名であり、彼に取りいって、あのどうしようもないオリンピック傑作映画「民族の祭典」「美の祭典」を完成した女流映画監督であり、それ自体ウーマン・リヴのワイマール体制の産物である。前掲書は前後の事情にくわしい。

「スポーツ界でも、ユダヤ人に対する制限は次第に強められていった。ユダヤ人は海辺のリゾートから閉め出された。ユダヤ人のボーイスカウトは解散せしめられ、その財産は没収された。退役ユダヤ人の体育組織も解散を命じられ、公私を問わずあらゆる体育施設がユダヤ人に対して閉ざされた。有名なバイエルンのスキー・リゾート、ガルミッシュガルテンキュルヒェン（冬期オリンピック会場）の中央に立てられた看板が、この政策をはっきりと表示していた。——「ユダヤ人に告ぐ。君たちの入場は禁止されている！」（前掲書、二〇二ページ）。

「IOC会長のアンリ・バエ＝ラトゥール伯は、この地への道すがら、ハイウェイ沿いに無数の卑猥な反ユダヤ人的スローガンを書いた大きな立て看板を見て驚いた。彼は直ちにヒトラーに会見を申し入れ、こうした立て看板を除去しない限り、冬季・夏季のオリンピックの開催はどちらも取り消す、と単刀直入に要求した。それに対してヒトラーは『たかがオリンピックの外交儀礼のために、ドイツ国内の最重要問題を変更するわけには行かない』と答えた」(前掲書、二〇五ページ)。

引用ばかりで恐縮だが、だいたいこれで原史料をめぐる事情はかなりはっきりしたと思う。諸般の事情を比較してみると、もしも原史料の事例が聴覚障害者にもおこるべくしておこったことであるならば、時期的にむしろ遅い感じがする。

この遅れの理由は何か。コミュニケーションの障害はまた外界から見た時の壁である。このような成人聴覚障害者の社会に対してナチスは、どのような政策浸透の方法を見いだしたのであろうか。より一般的には、ヒトラーユーゲントをふくめるナチスの青少年教化政策(そこでは体育が重視されている)の中などでは、聴覚障害者はどのようにあつかわれたのであろうか。また立場をかえて見て、聴覚障害者の団体も負けず劣らず迎合的追随的だったのか。指導層のナチス化があったのか。あるいはこの「鈍感な」社会に対する秘密警察やSS(親衛隊)による強圧があったのか。

わたしは、一九二八年、ワイマール共和制のたそがれの中で、やっと全国統一をみたドイツろう運動が、五年もたたずして遭遇したファシズムの災厄の中で、どのような具体的状況におかれたのかをもっとくわしく知りたいと思うが、残念ながら直接に検証する資料はない。

5　「指導者」はナチスだった

だが間接に推測することはできる。その手がかりとなるのが、この協会指導者W・Tことトーマス・ウェルナーはナチス党員であったということである。かれの党員証番号は一九三七年七月二九日付二三七六九八番であった。

ナチス党の党員番号登録がどのような方式で行われたのかはわからない。ヒトラーは自分で自分の党員証番号は七番だと言っていたが、本当は五五番であり、しかも党員証は五〇〇から数えたので実際は五五五番であり、一九一九年九月、国家社会主義ドイツ労働者党の名で出発した時の党員は六八名であった。その後党内では、党員証番号の若い、つまり古参の党員ほど尊敬されて党内で重きをなしたというから、はじめの党員証番号は入党順に整理していったのだろう。

しかし、別表にも示す通り、一九三三年政権獲得時には三百万人以上にふくれあがっていた党員の番号登録には、このような方法ではおっつかず、入党年月日に年次番号を付するような方式に変更されたと思われる。

さて、統一ドイツろう連盟の結成される前々年の一九二六年五月、痩せぎすの体を白のレインコートにつつんだ歩行障害（跛足）の青年がベルリンのシャルロッテンベルク駅におりたった。この年をもってベルリンのガウライター（ナチス大管区指導者）に任命された、後のナチス宣伝相ヨセフ・パウル・ゲッベルスである。この時ベルリン市内のナチス党員は約千名であった。かれはこれを六百名にした。つまりいかがわしい者を除名して、少数精鋭主義をとったのである（ゲッベルス『伯林奪取』下村昌夫訳、永田書店、一九四〇年）。

であるが、ナチスの党勢伸長は順調に進展していて、この年次末の党員数は別表の通り四万九五二三名である。総数にくらべると、ベルリン市の党員数はいかにも少ない。その通り、ドイツの田舎のバイエルン地方の主邑ミュンヘンを発祥の地として発展していったナチスにとって、ベルリンは最終目的地であり、敵地であったのである。そこでは社会民主党やドイツ共産党が闊歩していた。

いわばなぐりこみをかけたゲッベルスが、いかにして伯林（ベルリン）を奪取していったかは、興味津々のまた教訓的な話であるが、本書の枠をはずれる。この時代のドイツは、ワイマール憲法というブルジョア民主主義としてはもっとも民主的な憲法をいただきながら、ヴェルサイユ条約による苛酷な賠償にあえぎ、そのうえに一九二九年にはじまった世界大恐慌のダブルパンチをうけて、失業者が巷にあふれていた。

ナチスの党勢伸長はこのような時代を温床として、なかばルンペン化したやくざもどきの失業者を対象としていった。そのような時代には、コミュニケーションに問題を持つ聴覚障害者は、党員獲得の対象にもならなかったと考えてもよかろう。

だが、ひとたび対象となれば教育のある聴覚障害者の集まっているベルリンは、好餌の場所であったろうとも、また言いうる。事実、一九三三年以後の事態は、そのように進展していった。政権獲得後のナチ

ナチス党員数推移

年　次	党員数（人）
1925年 4 月	521
1925年　末	27,117
1926年　末	49,523
1927年　末	72,590
1928年　末	108,717
1929年　末	176,426
1930年 9 月14日	293,000
1930年　末	389,000
1931年　末	806,294
1932年 3 月	1,002,157
1932年　末	1,378,000
1933年 8 月	3,900,000 以上

山口定著『ナチ・エリート』（中公新書）による

スは、科学的な世界観と政策の宣伝によるにせよ、誇大なデマ宣伝によるにせよ、ともかくもそれによって大衆の中の要求を掘りおこし、一定の方向へ指導していく政党本来の活動から転換して、政経界の要人や著名な文化人や大衆団体の指導者を党内にとりこみ、その影響力によって国民を掌握していこうとしたのである。例えとりこめなくとも、人の知名度は抜け目なく利用した。ベルリンフィルハーモニーの世界的な指揮者フルトヴェングラーもそうされた一人である。

このことは同時にナチスの党内矛盾をも意味する。その激烈なあらわれが一九三四年六月三〇日のレーム事件であったことは、すでに簡単に事実だけふれた。村瀬興雄氏の『ナチス統治下の民衆生活—その建前と現実』がその間の党下部の事情を史料的によくしめしている。

まさしくここにこそ、身体障害者団体の役員層にまでナチスの組織化の手がのびていく社会的背景があった。ベルリンオリンピックというイベントは、その体育団体へ浸透していく絶好の機会であったことだろう。すでに紹介した通り、一九三六年の全国ろう者大会で「お国のためには断種を…」と演説した指導者がいたとしても奇とするにあたらない。ドイツ聴力障害新聞投書子の指摘の通り、彼もやはりナチスだったのだろうと思う。

6　被告もナチスならば裁判官もナチス

シュテムラーの除名劇は、外部からの強圧によるものではなく、障害者団体それ自体の上層部のナチス化による当然の帰結であった。ナチスの勝利である。抵抗する者もあれば迎合する者もあり、迎合が時の勢をしめたのである。

しかし、シュテムラーはそのままひきさがらなかった。かれは会報の記事について、協会指導者トーマスを相手どって、損害賠償訴訟をおこしたのである。以下でしめすものは、かれがトーマスを告訴した調停裁判記録原本からの転写である。トーマスのナチス党籍もここであきらかとなる。

調停裁判所

調停証明書―記録原本よりの転写である―

ベルリン市パウコウ区キッシンジャーシュトラーセ四番地居住の裁断労働者エルウィン・シュテムラー氏は、一九三七年八月二日、ベルリン市テンペルホフ区アルボインシュトラーセ六四番地居住の薬剤師ウェルナー・トーマス氏を相手どって訴訟をおこした。調停和解の日限はしめされている。

シュテムラー氏が告訴したのは以下にのべる理由による。

トーマス氏は一九三七年五月十五日に発行された新聞である、ベルリン聴覚障害者スポーツ協会会報の一九三七年五月号通巻第五号に次のような記事を掲載せしめた。

会員エルウィン・シュテムラー氏は、四月二四日、彼のユダヤ人友人達にたいする親密な関係を保持するために、われわれのスポーツ協会より脱会することを表明しました。この行為によって、かれは民族共同体に背をむけたのであって、会員のみなさんには改めて言うまでもなく自明のことです。かれは異血統のユダヤ人を、われわれドイツ人血統のスポーツ同好者よりも、かれにとって価値あるものとしたのです。かれのこの信ずべからざる義務背信行為により、わたしはやむをえず次の措置をとらざるをえません。すなわち、この日よりわたしは、かれを、ボート競技、小遠出等をふくむ一切の協会の行事に参加することを認めません。ユダヤ人の一味から手を切れ！

協会指導者W・E

判決は本日もうしわたされ、原告被告両名とも出廷した。原告および被告は自分の身分をもうしのべ、これを証するに原告は旅券をもってし、被告は国家社会主義ドイツ労働者党々員証一九三七年七月二九日付番号二三七六九八をもってした。告訴は無効とされた。

テンペルホフ・ユーフェルシュトラーセ四二番地にて一九三七年九月七日

署名、ワルテル・ブレットス（調停裁判官）

上記は記録原本第三五号に記入されたものであるが、ベルリン市パンコウ区キッシンジャーシュトラーセ四番地居住エルウィン・シュテムラー氏に、告訴無効を通告するために作成されたものである。

テンペルホフにて、一九三七年九月八日

署名、ワルテル・ブレトクス（調停裁判官）（口絵ドキュメント13参照）

左下にかこみで、裁判費用は七マルク八二ペニッヒであり原告により支払われるべきむね記載がある。シュテムラーが訴因としたのは、彼のユダヤ人にたいする友誼と退会行為がそのまま「ドイツ血統スポーツ愛好者に対する信ずべからざる背信行為」と、いわば記事断罪されたことにあって、スポーツ行事参加、施設利用を禁ぜられたことにはない。

その立場たるや人道正義、かれの思想人格の高邁を証明するものであるが、すでにのべたように当時の社会の風潮からも通ることではなかったろう。あまつさえも、裁判官もナチスならば被告もナチスであったのである。

ここですでにしめしたベルリン聴覚障害者スポーツ協会会報の除名通告記事の上に記載されている記事も参考となる。

「スポーツ医師の検診について」と標記するその記事は、すべての会員が自主的にスポーツ医師の検診をうけることを求められていると書きだし、次でその検診は、リンデンシュトラーセ三番地の「歓喜力行団」本部のスポーツ医学相談所でうけるのがいちばんよいとのべ、ただしそこで受診するには、「ドイツ労働戦線」の会員資格が必要であり、会員証の提示がもとめられる。受診は六月十二日までにすませられたい。面接時間は毎火曜日夕刻六時より八時まで。わたし（つまり協会指導者トーマス）は、スポーツ協会会員である証明をだすからそれを医師に提示せよとある。

ドイツ労働戦線とは、一九三三年五月一日を機に暴力的に解散せしめられた労働組合にかわって、雇用者までふくめて結成せしめられたナチス版労働組合であり、歓喜力行団とは、労働者を娯楽と余暇利用で釣って労働意欲を奮いたたせようとするナチス流運動である。

何の注釈もなく「面接時間」とあるが、聴覚障害者にとって面接時間の特定とは、そも何であろうか。筆談におうずるなり、手話通訳サービスをつけるなりの意味であるのならば、聴覚障害スポーツ協会の会員にとって、ナチスの政策と大衆操縦術から身をよけることもまた難きかなである。ゲッベルスにとってベルリンは、奪取であった。しかし、政権までも奪取したあとの障害者団体は、細工はりゅうりゅうの仕上げでしかなかった。

4 最終的解決——狂気のドイツ

1 アウシュヴィッツに消えたレオン

ユダヤ人の聴覚障害者の事例にうつりたい。原史料から先にしめす。アウシュヴィッツ収容所へ送られたことを確証する資料である。直接のものではなく、戦後の一九五五年、本人の兄弟であるH・H氏が、アロルセン市にあるインテルナツィオナレル・ジュクディーンスト（行方不明者国際調査機関）へ問いあわせたことにたいする二度目の回答として、同氏に送られた文書である。単なる安否の照会か、または遺産相続の理由などから死亡宣告を必要としての問いあわせと思われる。

行方不明者国際調査機関
（アロルセン市D三五四八、電話〇五六九一―六三七、電報宛名ITSアロルセン）
アロルセン、一九七五年四月十一日

H（ぬり消し）・H・C（ぬり消し）殿
番号（照会の時に明記されたし）T／D—四〇九　〇七三
一九五五年二月五日付、アロルセン特殊調査局宛の書簡に関して
一九一四年九月十五日ベルリンにて出生のミレット・レオンに関して
一九五五年三月十七日付の当方よりの回答にくわえて

謹啓

あなたより上記の通りに問いあわせがあり、あわせて上記の通りもうし送りました文書についてご通知もうしあげます。行方不明者国際調査機関に次の新しい確認資料がよせられました。

下記資料の精査をもととして、あなたのご兄弟にたいしての次の拘引事実をご報告もうしあげてもよかろうかと思います。

ミレット・レオン。一九一四年九月十五日生。職業・大工。一九四四年十月十二日、テレジェンシュタットのゲットーより、輸送番号三二三号によってアウシュヴィッツ強制収容所へ移送されました。

拘引の理由もしくは根拠とされたのはユダヤ人であるということです。

以上の調査資料は個人索引カードとテレジェンシュタット・ゲットーの移送リストとの突きあわせです。

死亡確認はまだだされておりません。したがって、当機関として、死亡証明を発給する立場にはないことをもうしあげます。　署名

（口絵ドキュメント14参照）

調査によって、同じ日に（多分同じ移送便で）二二名の聴覚障害者のアウシュヴィッツ送りが確認されている。また聴覚障害生存者に対する年金保障を呼びかけたドイツ聴力障害新聞のキャンペーンによって、十八名の奇跡的生存者が確認されている。二二名の移送者と十八名の生存者は関連はない。

戦局も終わり近かった。アウシュヴィッツ収容所がヒムラーの命令でザクセン・ハウゼン収容所への全収容者の撤収を開始するのは一九四五年一月十八日、ミレット・レオンの移送のわずか三カ月後である。この撤収でまた何万という生命が落とされている（**ルドルフ・ヘスの告白遺録『アウシュヴィッツ収容所』片岡啓治訳、サイマル出版会**）。

かれ、聴覚障害ユダヤ人ミレット・レオンははたして、到着するなりすぐにガス室送りとなったのだろうか。あるいは、軍用犬においたてられ、親衛隊に威嚇されつつの撤収行の中で、零下二〇度の酷寒の広野に、飢えと寒さと疾病でゆき倒れたのであろうか。その他二一名の聴覚障害者の運命は？　いずれを想像しても鬼哭啾々である。

時すでに一九四三年一月三一日、スターリングラードにおけるパウルス大将麾下ドイツ第六軍団の潰滅降伏で戦局は、後もどりのきかない旋回をしていたが、翌年の六月、連合軍のノルマンデー上陸で、それはさらに決定的になっていた。七月二〇日、将校団によるヒトラー暗殺の時限爆弾が爆発した。彼は奇跡的に難をまぬがれたが、もはや火だるまであった。この二週間前、七月七日には、サイパン島の日本軍守備隊が「全員壮烈な玉砕」をとげ、以後日本ではB29による本土空襲が激化していく。七月二一日づけの朝日一面は、十八日の東条内閣総辞職を大々的に報じ、翌日二面に小さく「ヒトラー総統難をまぬがれる、失敗に終わった暗殺の陰謀」と報じた。

八月一日、せまり来るソ連軍の砲声を間近に、ワルシャワの武装蜂起がおこった。十月二日まで続いたこの英雄的な、しかし絶望的な抵抗戦には、多数の聴覚障害ポーランド国民が参戦していた。一九六七年ワルシャワでの第六回世界ろう者会議のおり、わたしがもとめた資料では、「かれらはただ、健聴者に、ドイツ兵のいる所を指さしてもらえばいいだけだった」と記している（**オットン・リブコウスキー「ポーランドろう教育の百五十年」**）。八月十八日、ドイツ共産党議長エルンスト・テールマンが、ブッヘンワルトの強制収容所で虐殺された。

2　狂気が狂気を呼ぶ終末ドイツ

レオンの移送の二日のち、十月十四日、ドイツの国民的英雄ロンメル元帥が、ヒトラーの命令で自殺した。「国葬」が盛大におこなわれた。現ポーランド領コウオジェクでは、ゲッベルスの命令により、映画「コルベルク」の撮影がつづけられていた。一人の兵士、一発の砲弾も大切なこの時に、のべ十万人の軍隊のエキストラと何百発の空砲を使用して（**岩崎昶『ヒトラーと映画』朝日選書39**）。

同じく、ヒムラーの運輸次官ガンツェンミュラーあての要請により、ユダヤ人移送列車が、あらゆる軍需民用に優先して調達され、アウシュヴィッツにむけて、昼も夜も黒煙を吐きつつ走っていた。ドイツはまさに狂気だった。

だが、最大の狂気はユダヤ人の「最終的解決」策であった。次の狂気はその上塗りでしかなかった。一般的なことであるが、レオンの運命にかかわって説明しておきたい。

すでに紹介したベルリン市ワイセンゼー通りのユダヤ人ろう学校跡の碑銘からも推定されると思う。

またナチスによるユダヤ人迫害の段階的進行をすでにしめしておいたが、その「〈一九四一年から一九四五年まで〉銃撃と毒ガスによる集団殺人」の時期が、いわゆる最終的解決である。

それは公式には、ゲーリングが保安警察長官ハイトリヒにあたえた次の委任命令にはじまる。

一九四一年七月三十一日

ベルリンにて
大ドイツ国家元帥
兼四カ年計画遂行受託官
兼ドイツ国防閣僚会議議長発
保安警察長官、SS保安隊長官、SS集団長ハイトリヒ（ベルリン）宛
一九三九年一月二十四日の布告により、すでに貴官に対して、時勢に即した最も好ましい解決としてユダヤ人問題を、移住という形で処理する任務を委ねておいたが、これをさらに完全ならしめるために、本官はここに貴官に次のことを委任する。すなわち、ヨーロッパのドイツの勢力圏内においてユダ

ヤ人問題の総解決をはかるために必要な一切の準備を、組織的、実際的、物質的に整えること。

これに関し、他の中央官庁の権限に抵触する場合に限り、各中央官庁はこれに協力しなければならない。

次に本官は貴官に対し、直ちにユダヤ人問題の、懸案となっている最終的解決の遂行のため組織的、実際的、物質的な準備処置に関する全体的計画を提示されることを委任する。

ゲーリング

（ワルター・ホーファー『ナチスドキュメント』救仁郷繁訳、ぺりかん社、四〇三～四ページ）


この指令は時期的に対ソ戦の開始と一致する。かくて、ナチス占領下の全ヨーロッパのゲットーから、絶滅収容所にむけてユダヤ人の移送がはじまる。

さらに翌一九四二年一月二〇日、ハイドリヒによってベルリン市グローセル・ヴァンゼーに、関係者を集めてのいわゆる「ヴァンゼー会議」が招集される。

この会議は「……国家元帥の希望では、ヨーロッパユダヤ人問題の最終的解決のための組織的、実際的、物質的な重要点に関する草案を提出するようにとのことであるが、そのためには、この問題に直接関係している中央機関全部が、同一方針で臨むために、その取扱いについて予め一般協議を行うために」（前掲書、四一四ページ）開かれ、その最高責任者は、地理的境界を考慮せず、SS全国指導者兼ドイツ警察長官（ヒムラー）とすることなどがきめられる。

ユダヤ人ろう学校の生徒職員の連行虐殺はこの後である。ナチスのおこなうことはいかにも組織的、実際的、物質的であった。アウシュヴィッツ収容所内にエルフルト市のJ・A・トップ父子会社の請負によって、「ドイツ人技師でなければ、とうてい考えつくこともできなかったような超近代的建物」が、言語に絶する困難と厳しい寒気にもかかわらず二四時間交代で全力をつくして完成されたのは、一九四三年一月二九日であった（E・A・コーエン『強制収容所における人間行動』清水他訳、岩波書店、二九六ページ）。ヘスの告白から、彼が所長の任にあった一九四三年十二月までにここで抹殺されたユダヤ人は二五〇万人、別資料によれば、レオンの移送の直前三カ月にその数は次の通りである。

一九四四年五月	三六　万人
〃　六月	五一・二万人
〃　七月	四四・二万人
計	一三一・四万人

3　レオン収容の暗示するもの——テレジェンシュタット

レオンは一体どんな聴覚障害者であったのだろうか。

原史料から、若干の推定もまじえてわかることは、かれが一九一四年ベルリン生まれであり、多分ベルリンろう学校か同ユダヤ人ろう学校で教育をうけた、当時三〇歳の聴覚障害者で、職業は大工であったということだけである。

それ以上のことはわからない。しかし、聴覚障害者ではあっても、レオンの社会的地位をばくぜんと推定させる事実がある。それはかれが、アウシュヴィッツ移送前はテレジェンシュタットのゲットーに収容されていたということである。

テレジェンシュタットとは現チェコスロヴァキアの城砦都市テレジンのドイツ語名で、今はよほど大きな地図でも記載してない。また、ゲットーというのはユダヤ人の集合居住地区のことであり、西欧文学にもよくでてくるといえばそれまでだが、そこには多様な民族問題の歴史的・政治的問題がからんでくるが、今そこにまではたちいれない。

わたしはただ、ナチスドイツの「民族純化政策」が、歴史的に成立していたゲットーに特別な性格をあたえたという示唆のみから出発したい。国際世論の指弾をあびてきた南アフリカ共和国の、アパルトヘイト政策やバンツースタン計画を思いおこしていただくことは、このさい有益である。

この意味でのゲットーは強制収容所とことならなかった。しかし、数あるゲットーの中で、テレジェンシュタットのゲットーは、特別な性格をあたえられていた。それはナチスのユダヤ人政策にたいする「現実対応」を反映している。

ナチスのユダヤ人政策の遂行はさまざまな制約をうけた。その一つは、生存中の大統領ヒンデンブルクの抵抗である。すでにのべたように一九三三年四月七日、ユダヤ人にたいする一種の「公職追放令」が発せられた時、ヒンデンブルクはヒトラーに書簡をていして、第一次世界大戦の戦傷功労者であるユダヤ人の公務員、弁護士等にたいして、差別待遇をするべきでないと抗議した。二つには、戦争準備経済計画の遂行の立場からである。経済・金融の枢要をしめているユダヤ人に迫害をくわえることは、同計画の遂行をさまたげると、当時の経済相シャハトからの強硬なクレームがていされて、四カ年計画担当相ゲーリングもおれざるをえなかった。三つには、国際世論の批判と、具体的にはドイツ商品不買運動である。四つには、一九四二年、対ソ侵攻作戦が蹉跌しはじめたころから顕著になりはじめた国内労働力の不足である。

しかし、一九三四年八月二日老齢の大統領ヒンデンブルクは没し、ヒトラーは大統領にして首相をかねる者〈総統〉となった。また、ナチスのヨーロッパ侵略が拡大するにつれてドイツは、スウェーデンの鉄鉱石、ルーマニアの石油等の支配権をにぎり、一方では合成人工ゴムの開発に成功し、I・G・ファルベン社による大規模な生産が確保されることとなり、二つ目の要因も解消されていった。

残るは三、四の要因であった。前項で言及したヴァンゼー会議で参加者よりこの点について疑念が表明された時、ハイドリヒは答えた。「うまい考えがある。六五歳以上のユダヤ人と第一次世界大戦で重傷を負うか、戦功賞をあたえられたユダヤ人は、特別の老齢者用ゲットーにいれるのだ。場所として考えているのは、テレジェンシュタットだ」（**ルーシー・S・ダビッドビッチ『ユダヤ人はなぜ殺されたか』大谷堅志郎訳、サイマル出版会、二〇二ページ**）。

結果としてテレジェンシュタットのゲットーは、ハイドリヒ表明の特権ユダヤ人ゲットーと、チェコスロバキアのユダヤ人を絶滅収容所へ送るための一時滞留キャンプと、二重の目的に使用されたのである。

ベルリン生まれ、三〇歳の聴覚障害ユダヤ人ミレット・レオンは、なぜこのゲットーに収容されていたのであろうか。恐らくは、なんらかの「特権」を持っていたのであろう。

わたしたちは、階級社会の巨大な歴史のながれの中で、ある民族にせよ障害者にせよ、単に差別迫害されるだけでなく利用されたことを知っている。過去にそうであっただけでなく、現在もくりかえされていることを知っている。それはむきだしの差別や迫害より悪質である。また、そこから教訓をくむことは、どのように利用されたかを、具体的に見ることである。

4　世論欺く「ポチョムキン村」

それはユダヤ人の自治社会をよそおった一種のポチョムキン村だった（前掲『ユダヤ人はなぜ殺されたか』第Ⅰ部、二〇二ページ）。ロシア女帝エカテリーナ二世の寵臣ポチョムキンは、帝のクリミア巡幸にさいして、沿道に見せかけだけの村落を作り、「陛下の御稜威（みいつ）により民はかくのごとく生活を楽しんでおります」と、点をかせいだ。今回のポチョムキン村でだまされるのは、エカテリーナ二世ではなく、ドイツ人とユダヤ人と国際世論である。

それは前述の特権ユダヤ人を収容しただけでなく、ドイツ在住ユダヤ人連合を通じて、いわゆる老人ホーム買入契約をむすばせ、ユダヤ人が財産をこの全国連合（裏は帝国保安本部）に譲渡したならば、存命中はテレジェンシュタットで住居、衣料、食糧ならびに医療保護を保証されるとして、希望者をつのった。そうしてドイツ国民をあざむくとともにその供託財産をもって親衛隊国家が財政的に独立する一助としようとした。実際にこのポチョムキン村は一九四二年、相応の準備をした後で、国際赤十字社の視察をうけいれさえしたのである（ブラッハー『ドイツの独裁Ⅱ』山口定・高橋進訳、岩波書店、七七七ページ）。

グレン・B・インフィールドは、「ナチスの蛮行は知らなかった」と言いはるレニー・リーフェンシュタール（女流映画監督）を批判して、次のような事実に言及している。

一九四四年、前述の通り、リーフェンシュタールがファイー・ハルランやマックス・ヴィンクラーに『低地』製作上の悩みを訴え、援助を求める手紙を書いていた頃、ゲッベルスはわざわざゲルロンに白羽の矢を立て、ある特殊な映画を作らせることとした。次第に連合軍の旗色がよくなりつつあるなかで、敗戦の不安に駆られたナチ指導者たちは、安全対策として、数年来の大量殺戮や残虐行為の報道は単なる噂に過ぎないことを世界に示すためのプロパガンダキャンペーンを繰り広げることにしたのである。これまでにも『意志の勝利』や『オリンピア』などの映画が、この国のためにかなりの効果的役割を果たしたので、特殊な宣伝映画を作り、それを国際赤十字やローマ教皇やスウェーデン国王をはじめ、この戦争に関係していない国々の人びとに見せるのがもっともいい方法だと考えたのである。そこで彼らは『総統、ユダヤ人に町を寄贈する』という題の映画を作ることにした。

ユダヤ人に与えられた町として、ゲットーのあるテレジェンシュタットの町が選ばれた。この町は清掃され、ペンキを塗り替えられ、電燈がともされた。病人や怪我人はすべてこの町から他所へ移され、表通りに添った建物は花で飾られた。いたるところにナチの幟や鈎十字の旗が下げられた。収容所の住人たちは清潔な衣服をあてがわれ、たくさんの豪華な宴のテーブルについてポーズを取らされた。ゲルロンは、ナチがユダヤ人に対していかに親切な扱いをしているかを示すように命令された。彼にはゲッベルスの命じる通りにする以外に方法がなかった。この豪勢な宴のテーブルに山盛りにされた食べ物には、彼も空きっ腹を抱えた収容所の囚人たちも、誰一人手を出すことを許されなかった。映画を撮り終えるや否や、ゲルロンとそのスタッフと出演者全員はアウシュヴィッツに送られて、処刑されたのだった。

こうした出来事にもかかわらず、リーフェンシュタールは頑としてヒトラーへの忠誠を維持しつづけた。……（**『レニ・リーフェンシュタール—芸術と政治のはざまに—』喜多迅鷹・喜多元子訳、リブロポート、三二三ページ**）。

一九四四年の何月のことかは確定できない。この「囚人」がドイツ系か、チェコスロヴァキア系かもわからない。しかし聴覚障害ユダヤ人ミレット・レオンは多分、空きっ腹をかかえて豪勢な宴のテーブルにはいなかったであろう（参考なりにこの時代の映画はすでにトーキー〈有声〉である）。かれにはもっと外の使い道があったろう。「この通り、障害者も保護しております！」。なんと効果満点の宣伝ではないか。そしてドイツの戦況がもっと破局にたっして、もはや欺瞞も宣伝もその効果を失ったと認められた時、御用納めのアウシュヴィッツ送りとなったのではないか。

テレジェンシュタットのゲットーに送られた十四万一千人の中で生き残ったのは、わずかに二万三千人であった。三万三千人がゲットーの中で死に、八万五千人がアウシュヴィッツ、ルブリン、ミンスク、リガで死んだ。

5 強制収容所の文学と芸術

1 盲人と肢体障害者の友情

アウシュヴィッツ解放の時には、十八名の聴覚障害の生存者がいた。

今まで一口に強制収容所（コンゼントラツィオンラゲル）といってきたが、これはより正確には、絶滅収容所（ヴェルニヒトウングスラゲル）と区別せられ、生存とは前者からの生存を意味する。アウシュヴィッツを例にとれば、これは三つにわけられ、アウシュヴィッツⅠおよびⅢが前者で、アウシュヴィッツⅡビルケナウが絶滅収容所である。Ⅰはジーメンス、クルップなどの特別工場をふくむ工場ユニオンのための、Ⅲはイ・G・ファルベン社の人工ゴム（ブナ）工場のための強制労働を目的としていた。

であるが、「強制」も労働によるやや緩慢な「絶滅」であり、チクロンガスが劣悪な衣食住・衛生下の言語に絶する重労働にとってかわったにすぎなかった。とはいえ、そこでは、限りなく動物的次元に近づいた生存競争はありえた。「死にかかっている仲間の拘留者が居たら目ざとく近寄り、親切らしく介抱する振りをしながら、こと切れたのを見とどけ、さっとパンを奪い取る」（キティ・ハート『アウシュヴィッツの少女』吉村朗訳、時事通信社）。「今日の労働が重量物の運搬であると勘づいたら、素早く屈強な体格の拘留者とペアになって、体力の消耗を防ぐ」（プリモ・レヴィ『アウシュヴィッツは終わらない』竹山博英訳、朝日選書151、七七ページ）。

さらにナチスは、収容所の管理のために悪魔的な方式を採用していた。拘留者の中から刑事犯罪人をえらび、最下層の管理人としていた。緑の印をつけていたので「緑」といわれたこれら管理人（カポ）は、労働の能率が自分の特権的地位や、ばあいによっては「ガス室行き」ともかかわるので、同じ拘留者を酷薄非情にあつかった。そこでは、とっさのいいわけや贈賄、買収がことばでありコミュニケーションであった。

十八名の聴覚障害者の生存は、このような条件を通しての生存である重みを持つ。それは一体どんなことであったのだろうか。私は生存者の手記のようなものがほしいと思い、「ドイツ聴力障害新聞」と「ゲマインザム」のバックナンバーを洗っているが、まだゆきあたらない。他日発見した時に紹介させていただくとしてここでは、強制収容所文学に見られる他の障害者のことを、一コマ挿入しておきたい。それは、盲目の収容所作家ジャック・リューセラインと、彼がその著『世界はきょう始まる』で回想している肢体障害者ルイ・オニヨンとの間の美《う》わしい友情である。

リューセラインは八歳の時完全に失明し、学生として抗独運動にくわわり、組織の責任者としてゲシュタポに逮捕されてブッヘンワルト強制収容所へ送られた。所内でのかれのしるしは「赤」（政治犯）であった。したたかな障害者である。一方のルイ・オニヨンは当時二五歳。生まれながら父をしらず、十歳のとき自動車事故で片足をうしない、その数週間後に施療院で母親が死亡した。そのあと靴屋の徒弟奉公、意地の悪い雇い主の家での労働、出奔しての浮浪生活、新聞売りなどを転々とし、収容所で自己を発見した時は「黒」（刑事犯）であった。

リューセラインとオニヨンが親交をむすぶきっかけとなったのは、オニヨンがリューセラインの盲目につけこんで、そのパンを三回にわたって盗んだことによる。リューセラインはこのために、三日にわたってスープ以外に喉を通るものがなかったが、かれは他の者とちがって、オニヨンを糾弾しなかった。これがオニヨンを動かしたのである。以後かれは、盲目のリューセラインの手足となって献身し、たとえば、一九四四年の冬、ドイツ軍がブッヘンワルトの拘留者に献血を要求した時、リューセラインのしらぬ間にその身がわりとなって五百グラムの血をぬきとらせ、かつまたそのことを、かれにたいして頑として否認しつづけたのである。

「人生は彼にとっていわば収容所であったのだ」。盲人ながらのちにアメリカの女子大学で永くフランス文学を講じたリューセラインは回想する。「心の底で彼は通常の生活――それは他の者たちにとってしか通常でなかった――の中にはおのれの場所がないことを知っていた。ブッヘンワルトでは少なくともいくつかの好機会に、とりわけ対等に扱われるという機会に恵まれた。それが彼の行為の根底だったのだ」と。

読者はこれを、どう読まれるか。この作者の主観を濾過した文学的アイロニーは聴覚障害者にとっても今なお現実である。それがあなたに、アイロニーでない現実味を持ってせまるなら、少なくともあなたは「完全参加と平等」の意味をほんとうに知っているのである。

2　アウシュヴィッツに戦って死んだ聴覚障害幼児

解放後、リューセラインが再びオニヨンを見いだした時、かれは故郷のアンジュの監獄につながれていた。ブッヘンワルトへ送られる前にかれは、アンジュの抗独運動家をゲシュタポに密告していたのである。リューセラインの嘆願によって死一等を減じられたオニヨンは、終身労働刑に服することになる。

強制収容所の悪魔的な管理方法の一端はすでにふれたが、次に言及したのがブッヘンワルト収容所内の事例であったので、少しくいちがいをきたしていることを修正したい。

ほとんど全部の強制収容所については以上にのべた通りであるが、ブッヘンワルトについては事情が少しちがっていた。政治犯が主に収容されていたここでは、拘留者の意識が相対的に高く、刑事犯による管理方式を打破して政治犯が所内の自治権をにぎり、共産党の地下組織も存在していた。そして秘かに武器をたくわえて、ついに武装蜂起、自力解放に成功した唯一の例となったことは、ブルーノ・アービッツ『裸で狼の群の中へ』に生きいきと描かれている。

この小説は、ある日収容所の中へひそかにつれこまれたユダヤ人幼児の生命を、所内の共産党組織が解放の日まで、命をかけて守り通すことをメイン・プロットとしているところに、ヒューマニズムと文学性の香り高い統一をしめしている。今日のいわゆる強制収容所文学が、とかく表現主義、心理主義に傾斜しがちな中で、アービッツのリアリズムは光る。

実際に、所内の組織はそのにぎっている自治権を利用して、子どもたちを守ることを重要な方針とした。選別（ガス室送り）リストから故意に子どもの番号を消すなどして、守り通された子どもは、解放の時に九〇四名をかぞえた。その中で最年少だった当時四歳のシューテファン・ジェルシー・ツワイク坊やが小説のモデルである。

アウシュヴィッツへうつる。収容所文学からそこに、聴覚障害の幼児がいたことが推定せられる。それはプリモ・レヴィ（一九八六年ノーベル平和賞）の「三歳のフルビネク」である。

フルビネクがその聴覚障害児の名であった。おそらくはアウシュヴィッツの中で生まれ、「木というものを見たことがなかった」。口がきけず元来が名もなかったが、時どきくりかえす意味をなさない声を、ひとりの女性が音節に分解して、フルビネクと名づけたのであった。腰から下が麻痺し、なえた両脚はステッキのように細かったが、骸骨を思わせる顔の中のくぼんだ両の眼だけは別の生き物であった。「その視線には、彼には欠け、そしてだれも彼に教えようとしなかったことばというものを求める衝動が爆発せんばかりにあふれていた。それは野性的であると同時に人間的な、むしろ成熟した人間を裁くような視線だった。私たちはだれひとりその視線に耐えられなかった」。

「ひとりの十五歳のハンガリー人の少年がまるで母親のようにフルビネクの面倒を一日中見てやり、ゆっくりと辛抱強く話しかけていた。一週間後にフルビネクはついにたった一語だがことばを発音した。

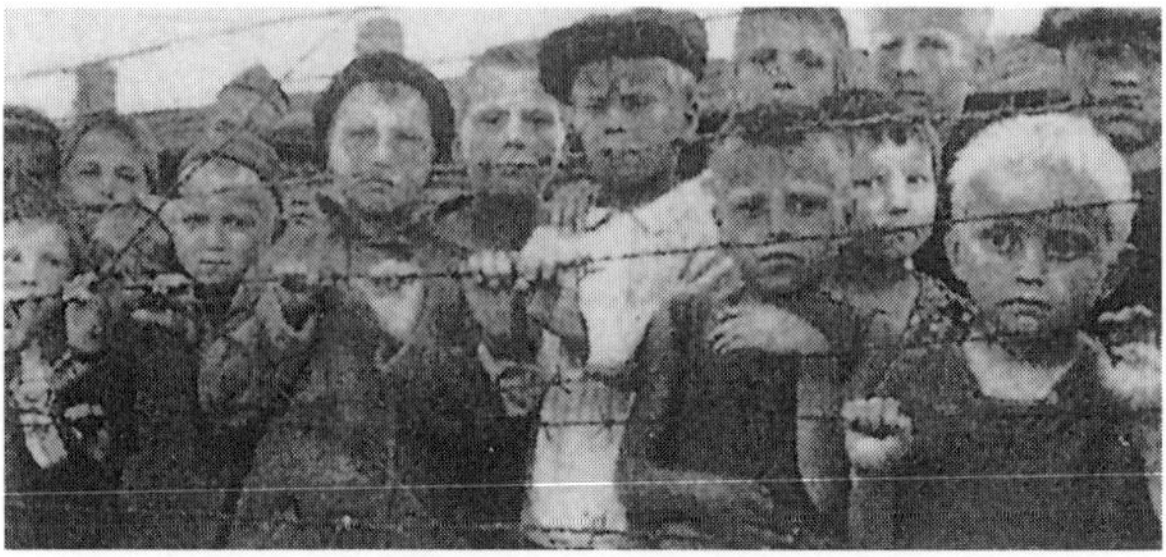

ブッヘンワルト強制収容所の子どもたち
（同記念博物館英文資料から）

というよりその一語を発音しようと努力を重ねていた。それは何かの意志や感情を伝達しようとするものではなく、自分の名前か、さもなければ「食べる」とか「パン」とか「肉」とかいう意味のことばをボヘミア語で言おうとしたものと思われた」（傍点著者）。

ここで傍点で示すように、レヴィは表現主義的志向にまどわされて、フルビネクが聴覚障害児であると、はっきり認識していない。しかし、「この神秘的な子どもにとっては、この一語を発しえたことが〈解放〉のすべてなのである」とのべ次のように結んでいることは、そのゆえにまた胸をうつ。

「一人前の男のように、最後の息を引き取るまで、野蛮な権力が彼をそこから追放した人間の世界の敷居をまたごうと戦ったフルビネク。そのか細い二の腕にアウシュヴィッツのいれずみを彫られた、名なしのフルビネク。彼は自由の身になって、だが何ひとつ酬われることなく、一九四五年の三月のはじめに死んだ。この子については何も残っていない。彼はこのわたしのことばを通じて証言しているのである」。

アウシュヴィッツの聴覚障害生存者は十八名でなく十九名だった。

しかし、一人はすぐに死んだのだった。アービッツによっていささかなりとも救われたわたしたちは、レヴィによってまた突き放される。たとえ戦争であり男の運命が死ぬこと、女の定めが歎くことであったろうとも、子どものそれは生きることであった。それは、だれもがそうとも教えないのに、その通り守られてきた真理であり、そうなるのはひとえに子どもが無知であり未完成であるからだったのに。三歳のフルビネクの死は、レオンの死とはちがった問いをわたしたちにつきつける。

3　わが芸術はナチス告発

ここまでの原稿をまとめたわたしのもとへ、「ドイッチェ・ゲヘルロセン・ツァイトウンク」（ドイツ聴力障害新聞）の一九八三年十一月号がとどけられた。そして、表紙の些細ありげな写真がわたしの目をうばった。同誌のバックナンバーで私が探しあぐねていた、収容所生存者の手記ではないが、それに近いものであった。

聴覚障害の画家で現アメリカ在住のダビッド・ルードウィヒ・ブロッホがその人である。本書の貴重な資料提供者であるブレメン大学教授ホルスト・ビーソルド氏はアメリカに招かれて各地で講演したが、かれがニューヨークで講演する前後、ナチス政権奪取五〇周年ノーモア・ナチズム運動のとりくみの中で、ニューヨーカー・タウン・アンド・ビレッジ・シナゴーグ（ユダヤ教会）で「ホロコースト（大虐殺）石版画個展」を開いていたのがブロッホである。

ダビッド・ルードウィヒ・ブロッホは一九一〇年、バイエルン地方の鬱蒼たる森林地帯にかこまれた小村フロスに生まれた。両親は敬虔なユダヤ教徒であったが、かれの幼時に死亡し、かれは孤児として祖母の手で育てられた。生まれた時は聴こえていたが、ごく幼い時期に失聴し、ミュンヘンろう学校で教育をうけた。その頃からかれの芸術的な才能は識者の注目するところであったという。かれ自身もそのことを自覚し、同校卒業後イエナの私立ブラウクマン芸術学校で一九二三年から二五年まで技をみがき、修了後ミュンヘンへもどって陶磁器彩画家としての人生をスタートし、ナチスの政権奪取一年後の一九三四年には、ミュンヘン州立アカデミーの奨学生に選ばれるまでにその才能を注目されている。

だがそこへ、ナチスの人種差別思想が吹き荒れた。かれは奨学生としての資格を剥奪されて、ほどなくユダヤ人であるとの理由でゲシュタポの手によって、ダッハウ強制収容所へ連行される。このダッハウ強制収容所は、残虐な生体実験がおこなわれた「ナチス版悪魔の飽食」の舞台として有名である。

収容所の中で早朝の点呼はとりわけ厳格におこなわれた。逃亡者の早期発見と前夜中の死亡者の確認のためである。拘留者はすべて番号でよばれていたから、SSが「アインフンデルトウントツワンツィヒドライタウゼント……」とでも読みあげたのであろう。その時すかさず

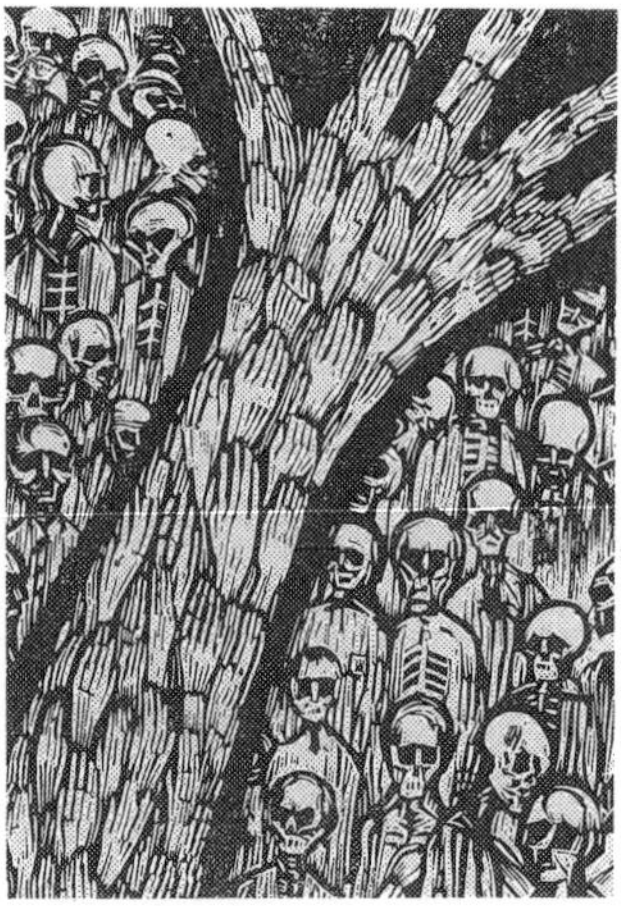

「手は叫ぶ」D・L・ブロッホ

「ヤー」と答えねばならない。人数が合わねば何回でもやりなおしを命ぜられ、逃亡が発覚すると、逃亡者の何倍もの拘留者が無差別に抽出されて「見せしめ」に処刑された。かくてマキシミリアン・コルベ神父の英雄的な行為もそういう状況の中でおこったのであるが、超次元の人間行為はともかく、その時聴覚障害拘留者はどうしたのであろうか。

点呼の結果聴覚障害が発覚して、優先的に「絶滅リスト」にくわえられていった同障者を、ブロッホは何回か目撃した。かれがその厄をまぬがれたのは、かわって「ヤー」と答えてくれる健聴拘留者がいたからである。一事が万事、庇護者がいたのである。

幸いかれには、父方の従兄弟がアメリカにいて、かれのために工作してくれ、一九四〇年からは釈放されて中国へわたった。恐らくそこには金も積まれたろうし、「ヨーロッパの戦争」へのアメリカの参戦をさけたいとするナチスの外交もからんでのことと思われる。

上海のＹＭＣＡでかれは「李」という姓の中国女性を見染めて結婚した。かたわら異質な中国の文化芸術との接触はかれの芸境に新天地を開き、石版画、油絵、彫刻、さし絵など多方面に売りだすようになる。が、日本の中国侵略により、独日二つのファッシズムの災厄をくぐりぬけた聴覚障害画家として、特異な経歴をせおうこととなる。

一九四九年、おそらくは中国革命が機縁であろうが、夫人をともなってアメリカに帰化し、そこでも画家としての地位を確立し、ジョンソン大統領時代のホワイトハウスの装飾などにもかかわった。

「わたしの作品はわたしのことばです。わたしは自分の体験したことを、ことばでは適切に言いあらわせません。一方でわたしはわたしの体験を、わたし一人のものに終わらせないことがわたしの義務であると思っています」。個展によせてブロッホは自己の芸術について手話でこう語っている。

一九八二年十一月九日から三〇日まで故郷ドイツのブレメン市でも「水晶の夜　四五周年記念」と銘打ってかれの個展が開かれた。二ページ前の作品「手は叫ぶ」で、どくろの列に立ちはだかる手は、かれの芸術観、使命観を象徴している。

6 精神障害と「安楽死」

1 心身障害者の「夜と霧」

心身障害者にたいするいわゆる「安楽死」の問題にうつりたい。が、ここでいわゆるとすることにかかわって、後の展開のために、やや一般的なことに二項を割いておきたい。

一つには「安楽死」という用語についてである。歴史上そうよびならわされているので、それにしたがいたいが、ナチスが心身障害者にたいしてくわえたのは、決して安楽死ではなく、戦争政策遂行上の邪魔者の抹殺であり、別説では、第三帝国における血の論理の貫徹の手はじめであった。

安楽死とは、ギリシャ語に由来するイウザネィシア euthanasia の訳語で、そのことが証明するように、ヨーロッパ文明史の中で、人間の生死観の問題として問われつづけ、今日といえども今日的状況の中で、生きる権利と死ぬ権利の名で論議されていることは、時折の新聞記事から読者もご承知と思う。

この今日的正統的な安楽死の問題は、障害者の基本的人権にかかわるものとして、いずれ顕在化していくものを胚胎していると思うが、ここでは概念のちがいをおことわりするにとどめて、次の指摘にうつりたい。

それは「夜と霧」である。読者はフランスの作家ジャン・ケロールの作品の名として、またそれが映画化された名として、この成句をおぼえておられると思う。一九四一年十二月七日、元号では昭和十六年十二月七日、日本軍がパールハーバーの米太平洋艦隊に奇襲をくわえ、対米宣戦布告をするまさにその前日、ヒトラーは一つの法令を布告した。その布告は関係者の間で「夜と霧」の暗号でつたえられた。

この時からフランスをはじめナチス占領下のヨーロッパ各地から、抗独運動家や反ナチ分子と目される者が、裁判も公聴会もなしに、家族にもしらされず、突然消えうせるようになった。その行き先は強制収容所であり、NNというしるしを縫いつけられ、運命はもうきまっていた。

「夜と霧」という名は、ワグナーの歌劇「ラインの黄金」の第三場第一節に由来する。頭巾をかぶったアルベリヒが霧の柱にかわったところで、「ナハト・ウント・ネーベル（夜と霧）」と歌う場面である。「わたしが見えるか、兄弟よ」。頭巾の秘密をしるミーメにもアルベリヒの姿は消えて見えない。「おまえはどこにいるのか？　わたしには見えない」。

日本語でいえば「神かくし」と思ってよい。ヒトラーがだした法令は、ナチスの敵をなんら法的な手続をへることなく強制収容所へ送る権限を、ゲシュタポ及び親衛隊にあたえたものであった。ヨーロッパ文明史が確立してきた基本的人権の根底をなす人体の不可侵権をかくも乱暴にふみにじったことは、いかさまナチスの狂気であるが、それをひそかにつたえる暗号を、ドイツ民族が生みだした最も価値ある文化である古典音楽からとってきたことも、狂気を醒めたるものとする。

そして、歴史家やナチ研究家がすでに指摘していることであるが、ここで聴覚障害者の立場から、力をこめて取りたてたいのは、この醒めたる狂気の始まったのは決して一九四一年十二月七日ではなく、すでに一九三九年九月一日からであったということである。

この日、ドイツ機械化部隊が怒濤のようにポーランド侵犯を開始するとともに、ヒトラーは一通の命令に署名した。

国家指揮官ブーラー及び医学博士ブラントは、所定の医師を指名し、かつ、これら医師の権限を以下の如く拡大する責任を負う。すなわち、指名を受けた医師は、患者の病状を綿密に診断した上で、かれらの人道的判断に基づいて、快癒の見込みがない患者に対しては、慈悲による死を与える権限を持つことが出来る（E・A・コーエン『強制収容所における人間行動』清水他訳、岩波書店、一一一ページ。原典は『ニュルンベルク軍事裁判記録』第一巻、八四八ページ）。

これの結果についてはまたあとで言及する。人体の不可侵権に対する言語道断の乱暴な蹂躙は、ナチスの政敵にくわえられるに先だつこと二年半、心身障害者にまずくわえられていたのである。H・P・ブロイエルはこれを「ナチスが初期に行った優生立法の直接的な延長線上に立つもの」とし（『ナチ・ドイツ清潔な帝国』大島かおり訳、人文書院、二一三ページ）、J・P・スターンは「最終的解決のための総リハーサル」（『ヒトラー神話の誕生』山元尤訳、社会思想社、三〇二ページ）としている。

ヒトラーはこの一カ月前、一九三九年八月のバイロイト祭で、「ラインの黄金」をふくむワグナーの四部作を最後にみている。

2　醒めたる狂気──ワグナー音楽とナチス

一九三三年三月二一日、国立歌劇場での第三帝政成立祝賀演奏会で、ベルリンフィルハーモニー指揮者フルトヴェングラーが振りおろした曲は、ワグナーの「マイスター・ジンガー」であった（クルト・リース『フルトヴェングラー──音楽と政治──』八木浩、芦津丈夫訳、みすず書房、六八ページ）。一九四五年四月三一日午後九時三〇分、同じくフルトヴェングラー指揮による（但し録音レコード）「神々の黄昏」が流され、ついでヒトラーの「戦死」がラジオ報道された（前掲書、二四三ページ、トレヴァ・ローパー『ヒトラー最期の日』橋本福夫訳、筑摩書房、二二六ページ）。第三帝政の十二年間を通じてワグナーはナチスの御用音楽となって偶像視され、バイロイトは聖地となっていた。

醒めたる狂気といったが、ワグナーの音楽とナチズムは決して縁なきものではなかった。わたしは音楽についてのべる資格も立場もないが、J・P・スターンが、「……しかし、この神話に正当性と信憑性を与えるのは、伝統的なドイツおよびヨーロッパの価値大系の中で相当の位置を占めてきたというその過去である」（前掲書、四〇ページ）とのべていることとかかわって、ヨーロッパ十九世紀末思想にちょっとふれておきたい。

リヒアルト・ワグナー（一八一三〜八三年）がナチスの偶像となったのは、直接にはそのモチーフと楽材を古代ゲルマン伝承にもとめドイツ国粋ローマン主義を歌いあげたことによるが、別にはその晩年をめぐったワグナーサークルによる。当時のフランスの極右思想家で人種主義思想家ゴビノ（一八一六〜八二）がその家に出入りしていた。三女の婿ヒューストン・スチュアート・チェンバレンも極端な反ユダヤ主義者で、この二人の著書は後に、ナチスの御用哲学者アルフレート・ローゼンベルクの「二十世紀の神話」に恰好の種本を提供した。ワグナーがヴェネツィアに客死した時、その柩をかついだ一人は、イタリアの国粋主義詩人ダヌンツィオであった。

このワグナーグループは当時の知識人から激しい批判をうけた。ニーチェからは「精神なき浮浪者」とののしられ、エンゲルスからは「自惚屋」の見本にされ、トーマス・マンからは「芸術を政治に連動させている」と非難された。グループの思想は世紀末には論駁されつくしたのであるが、ひとりその主調のみは、ワグナーの天才によって、音楽として感性として二〇世紀につたえられ、世紀の極右思想と連動していく。そのインパクトがいかに強烈なものであったかは、当のトーマス・マン自身が大のワグナーファンであり、かれのさいごの講演が一九三三年二月十日、ミュンヘン大学におけるワグナー没後五〇周年記念「リヒアルト・ワグナーの苦悩と偉大さ」であったことにもうかがわれる（**長橋芙美子『言葉の力で―ドイツ反ファシズム作家たち―』新日本出版社、二一〇ページ**）。

リンツ実科学校のきわめて怠惰な学生であった少年ヒトラーもしばしば劇場にかよい、とりわけワグナーに傾注している(『わが闘争』上巻、平野一郎・坪積茂訳、黎明書房、二八〜九ページ)。かれの思想形成は、当時のオーストリアの汎ドイツ主義、反ユダヤ主義、とりわけルエガーとシェネラーの個人的影響におうのであるが、その前にすでに、ワグナー音楽によって感化をうけている。

一九二二年十一月、バイロイトにナチスの小管区ができた時、ワグナーの息子ジークフリートと妻ヴィニフレッドとH・S・チェンバレンとその妻エヴァ(ワグナーの三女)はすぐに入党する(ヘルマン・クラーザー『ヒトラーとナチス—第三帝国の思想と行動—』関楠夫訳、社会思想社、一八二ページ)。ヒトラーは、ミュンヘン一揆(一九二三年十一月八日)に失敗してランツベルク刑務所に収監される前年の五月、バイロイトを訪れてワグナー家の客室に招じられ、未亡人コージマとあっている。無名、一介帆衣の政治家志望青年を、格式高いホーヘンツォルレルン・ビスマルク家風の客室へ招きいれたのはここにのべた経過であった。

もっとも、これについては文献により叙述が一致しない。清水多吉氏によると、この時ワグナー家の当主ジークフリートはヒトラーを毛嫌いし、今後の出入りを差しとめたという(清水多吉『ヴァグナー家の人々—三〇年代のバイロイトとナチズム—』中公新書、三二〜三四ページ)。クルト・リースの前掲書も清水氏と同様の叙述をしている(前掲書、四八〜九ページ)。しかし一九三〇年ジークフリート・ワグナーも没し、ワグナー家の実権は、筋金入りのナチであるその妻ヴィニフレッドにうつった。

一方で、カール・リープクネヒトと共にドイツ共産党を創立し、一九一九年の蜂起に失敗して殺されたローザ・ルクセンブルクも、「ドイツ革命はベートーヴェンの交響楽のようでなければならない」と、どこかでのべていたのを思いだす。右にせよ左にせよ、ドイツ人はドイツ人であった。

3　移送先はつまびらかにしません

ここまでのべると、「ボルシェヴィキは音楽を政治化し、ナチスは政治を音楽化した」という非常に巧妙な対比もあまり意味を持たない。ナチスであろうとなかろうと、音楽はドイツ人を魂の底からゆり動かし感化する文化価値であったのだ。信じられないことだが、アウシュヴィッツで彼らは、拘留者による音楽隊を作らせていた。その隊員であったがゆえに辛くもガス室送りをまぬがれた二人のフランス人の手記（**シモン・ラックス、ルネ・クーディ共著『アウシュヴィッツの奇跡—死の国の音楽隊』大久保喬樹訳、音楽の友社**）は、そのことをリアルにつたえる。

前置きがやや長きに失したが、原史料の紹介にうつる。

カルメンホッフ養護教育院（タウヌス山地イデスタイン）
一九四一年七月二六日
ウエストファーレン州ブラムバウエル市メンゲデル通十四番地
E・H（ぬり消し）夫人殿
所管の国家防衛委員殿の訓示により、一八八四年七月八日ブラムバウエル市生まれのあなたの姉妹

E・L（ぬり消し）は、一九四一年七月二五日、ベルリン市W9ポッダメルプラッツの公益病人輸送有限会社の手配により、別の施設へ移送されました。施設の名と所在はつまびらかにされておりません。おって当該の施設より何らかの消息があなたの所へよせられるでありましょう。わたしとしてはその連絡がはいるまで、たちいった問いあわせはお控えくださるようお願いもうしあげます。

万一、二週間たっても当該施設より何の音沙汰もないばあい、本人の正確な氏名および上記カルメンホッフ養護教育院よりの移送日付をそえて、公益病人輸送有限会社にたいして、あなたの方からお問いあわせいただくよう願いもうしあげます。

ご病人の系累について、もしもほかにもこのことについてお知らせすべき方がおられましたら、そちらからご連絡をお願いします。

院長　ハイル・ヒトラー

（口絵ドキュメント15参照）

タウヌス山地は、フランクフルト市の北方、ライン河の上流マイン河とラーン川にはさまれて東北東から西南西へのびる、ブナと柏におおわれた高台地である。西のはずれのウィースバーデンはドイツ屈指の温泉地で、一九五九年には第三回世界ろう者会議が開かれた所である。両河が合流して北上すればすぐ、詩人ハイネが歌ったローレライの奇岩にめぐりあう。ここに建てられた施設とは、平和の時にあって、かりそめの病魔にとりつかれた人の回復を希ってのものであったろう。入所していた当時五七歳の聴覚障害者E・L夫人は、「明朗快活なお母さんだった」という娘の証言（ビーソルド論文）以上のことはわからない。恐らく何らかの精神病にかかっていたのではないか。

この年の六月二二日、ドイツはすでにソヴィエトに宣戦布告していた。東部戦線では血を血で洗う戦いがくり広げられていた。一九一九年ベルリン・シャルロッテンベルクに生まれ、ベルリン大学文学部を卒業とともに徴兵されたハラルト・ヘンリーは、同じ日の七月二五日、モギリョフ付近ドニエプル河畔の塹壕でつづっていた。

「今朝、ちょうどぼくたちが出発しようとしているところへ惨憺たる状態になった中隊が、交代してもどって来た。ひとりひとりがあの前線のモギリョフの地獄でやったことをここでくり返すことはできない。（中略）。おそらくは生きのびられなかったにちがいない極度の激戦をぼくが免れたのは……」（第二次世界大戦戦没者の手記と手紙『人間の声一九三九―四二』ハンス・W・ベーア編著、高橋健二訳編、河出書房新社、八二ページ）

前線は医師と看護婦と医薬品を必要としていた。その後もとめどなく必要としていった。十月七日、同じヘンリーは次のようにしるした。

「ぼくたちは、ぼくの手紙に反映しているもので知るにすぎない君たちより、ずっと深刻に悩んでいる。希望は蜃気楼だ。その代わりにぼくたちは、あのベルトルト・ブレヒトの詩句を、法外な残酷さでくり返し新たに体験しているのだ。その詩句は前に一度書いた。

こいつが最後の地獄だ、と彼らは言った。

最後の地獄は、だが、最後の地獄ではなかった」（前掲書、八四ページ）

そうだ。最後の地獄ではなかった。国内ドイツでは別の地獄が展開していた。ひとり、ナチスにとってのみ、それは地獄でなく煉獄だった。ここを通って彼らは、洗い清められた純血統のゲルマン民族「千年王国」へいたるはずだった。

4　深い悲しみをもってご通告申し上げます

前出の文書自体が矛盾だらけである。言をかえていえば、ただならぬことを感じさせる文書である。ほんの一つ指摘すれば、院長自身が入所者がどこへ移送されたのかをしらない。常識で考えられることではない。しかし、一切については後の説明にゆずって前へすすみたい。

七月二六日、カルメンホッフ養護教育院よりの通告の六日後八月一日、寄せられた通知は次の通りである。

ハダマール地方保健養育院
（リンブルク・アン・デル・ラーン、ハダマール）
一九四一年八月一日
書簡番号E10―1／52Bi（照会の時に明記のこと）

次のことをご通告申し上げます。あなたの姉妹のE（ぬり消し）殿は、大臣命令にもとづく国家防衛委員会の訓示により、わたしどもの施設へきわめて元気に到着されました。

入所者への訪問は、国家防衛にかかわる理由により、目下のところ許可されておりません。また、同じ理由にもとづき、電話による照会にもお答えもうしあげられません。

患者の症状に何かかわったことがおこった時、または面会禁止が解除された時には、再度すぐにご連絡もうしあげます。患者についてとられている上述の措置および、わたしどものところで余儀なくされている余分の仕事により、患者についてのお問いあわせや、差し入れ品の郵送などはできるだけお控えくださるようお願いもうしあげます。

ハイル・ヒトラー

所長

（口絵ドキュメント16参照）

そして、約半月後の八月十八日、同じハダマールより寄せられた再度の通告は、次の通りである。

ハダマール地方保健養育院

（リンブルク・アン・デル・ラーン、ハダマール。郵便私書函番号ハダマール地方郵便局二四号。銀行口座、ナッソー地方銀行、リンブルク・アン・デル・ラーン一〇四六七三）

〈この下に（当施設は当分の間訪問禁止）とスタンプあり〉
書簡番号E／10／一五三／SZ（照会の時に明記のこと）E・N（ぬり消し）夫人殿
ブラムバウエル／W・メンゲデル通り十四番地
一九四一年八月一日付の連絡についで、以下、わたしどもの深い悲しみをそえて、再度ご連絡もうしあげます。あなたのご姉妹のエミリー・リーゼガング夫人は、国家防衛委員会の措置の一環として、わたしどもの施設に移送されておりましたが、一九四一年八月十八日、活性粟状腫瘍をともなう肺結核の結果として死亡されました。
わたしどもの施設はこの種の疾患のための一時入所施設として指定されているだけであり、保菌の有無を検査した後は、地区の別施設へ改めて移送する立場のものです。しかし、この種の患者のケースはしばしば発生しますので、当所主管の警察署も伝染性疫病発生と伝染を予防するために、事情立ちあいのもとに、伝染予防措置を命ずる権限をあたえられており、伝染性疾病予防法第二二条により、即刻の遺体の火葬と遺物の消毒を義務づけられております。遺族によるこの措置にたいする異議申立は認められないことになっております。
患者により当施設へ持ちこまれた遺品は、消毒の後に競売に付されることになっております。
ついては、誠に恐縮ですが、次のことについてご了解がえられますならば幸甚です。当該遺品は可能な限り効力の持続する消毒薬品を使用する関係で、しばしば損傷することをさけられず、物品の輸送および遺品の競売告示に要する費用が、しばしば遺品の価格を上まわることがあることです。さらに厚かましいことですが、遺品の損傷がはなはだしい等のばあい、同寮の患者の用に転用することをご許可いただくことも、ご一考いただければ幸甚です。

もしもそちら様が、遺骨を特定の墓地に埋葬することをご希望されるばあい、遺骨は当方負担でご送付もうしあげますが、その旨を、当該墓地埋葬同意書をそえて、おもうしいでいただけますようお願いもうしあげます。骨壺を直接に個人に渡すことは、法律により禁ぜられております。

万一そちら様から二週間たっても格別の証明の送付がないばあいは、わたしどもの判断する別所へご埋葬もうしあげることとなります。遺品の処置についても上記と同じ期間内におもうしいでなきばあいは、当所において判断させていただくこととなります。

主務機関による死亡診断書を同封いたしますのでご査収ください。

ハイル・ヒトラー

所長　（口絵ドキュメント17参照）

5　T4計画はかく行われた

一九三九年九月一日の秘密指令以後、ブラントは安楽死計画の医療部門最高責任者となり、ブーラーは同じく管理部門の最高責任者に任じられた。ブラントは十五名の親衛隊医師に守秘協力をもとめた。ニュルンベルク裁判でのブラックの記憶による証言には、次の七名が含まれる。ハイデ教授、ニーチェ教授、ファンミュラー博士、シューマン博士、ファルトハウザー博士、ルノー博士。

当時のドイツ行政機構で、精神障害者収容施設の管轄は内務省である（内務大臣フリックは後の裁判で、この件について、一番重い責任に問われる）。同省参事官のリンデン博士が特別の内示をうけて、特別の調査用紙を作成し全国の病院、施設あて発送した。この調査書には、内務省公衆衛生局長兼国家衛生指導者コンティ博士が署名した。

各施設の長の回答すべき問題は次の各項であった。患者の氏名、社会的地位、宗教、人種、もしあれば戦傷の種類、訪問を受ける回数（定期的かどうか・訪問者は主にだれか）、病気の期間、その施設における収容期間、診断、運動不安、絶対安静状態、不治の身体上の疾病、労働能力、労働価値、その他。

これらの調査書は再びリンデンの許へ回収され、かれから「病気看護施設国立協会」へ送付された。もちろんこれは偽装名であり、待ちかまえているのは、ブラント、ブーラーと十五名の医師である。ところはベルリン市の有名なティアガルテン通り四番地にあったので、関係者の間では「T4」で通った。

T4では、回送されてきた調査書の直接複写写真を作成し、それを鑑定人とよばれた四名の医師に送付。かれらは直接に患者を診察することもなく、生死の判定を単なる書類選考でおこなったのである。ついでその判定は複写写真をそえて、ハイデ教授とニーチェ教授のところへ回付され、この二人が最終決定をくだした。規定上は全員一致の判定がもとめられたが、守られることはなかった。ファンミュラーはニュルンベルク裁判で、十八日間に二、〇五八人を「鑑定」したと陳述している。

不幸な鑑定をうけた患者については、観察病院（実際はバラック小屋でしかなかった）へ移送せよという命令が関係施設にたいして発せられ、公益病院輸送有限会社（これも偽装会社で、実際担当したのは親衛隊）のトラックがむかえにいった。患者はここを経由して、安楽死研究所へ送られて「処理」されたのである。

全ドイツでこの安楽死研究所は六カ所設けられた。ヴュールテンベルクのグラーフェンエック、リンツ近郊のゾンネンシュタイン、デッサウ近郊のベルンブルク、ヘッセンのハダマール、ベルリン近郊のブランデンブルク。いずれもドイツ人自身でさえあまり聞いたこともないような地名であった。

ブラックの証言によると、患者は全裸にされて「科学上の理由により」写真をとられた後で殺された。殺人の方法は、ベロナール、ルミナール、モルヒネ、スコポラミンの注射、石炭酸、ガソリンの静脈注射などがあったが、一酸化炭素による中毒死が多くもちいられた。

死体は医師の死亡確認のあとで焼却されたことは、すでにしめした資料の通りであるが、欧米では土葬がふつうで、火葬は特例に属すること蛇足としてつけくわえる。

以上は成人についてである。学齢の子どもも無慈悲にT４の対象となった。子どもについても調査用紙が作成送付され、産科医、小児科医長、医師、助産婦、学校長が記入を義務づけられ、「遺伝性疾患および重症疾患に対する体質の感受性に関する全国研究委員会」へ送付され、同じような経過で「鑑定」された。殺人の場所は、アイヒベルク、イデスタイン、カンテンホーフ、ゲールデンなどに設けられた。参考なりに、川本宇之介氏の『総説特殊教育』から一九三〇年頃のベルリン市における学校施設および生徒数の統計を示す（昭和二九年、青鳥会刊、一三五～六ページ）。

ベルリン市の障害児学校学級生徒数
（1926〜30年）

校種	学校・学級数	生徒数
盲学校	1	112
弱視学校	2	260
ろう学校	1	245
難聴児学校	6	414
ろう盲学校	1	18
肢体不自由児療護学校	10	3,992
結核児学校	1	252
外気学校	1	120
寄宿外気学校	25	2,000
森林学校	1	150
てんかん児学校	1	50
家庭で教育を受ける肢体不自由児等		134
同上病院学校	1	300
精神遅滞児劣等児特別学校学級	49校 14学級	7,959
精神薄弱児学校	2	180
白痴職業学校		1,270
訓練学校	2	592
精神病学校	1	32
幼年異常児学校		187
言語矯正学校	センター9 学校3	518
計		16,783
小学校児童総数		276,357
同上に対する百分比		6.8（%）

川本は1926〜30年頃のベルリン市統計によった。

校名、呼称等原文のまま

この理不尽な殺人犯罪の犠牲となった者の数は、文献により一致しない。

　例示すれば、ジャンツェン—三五万人、ニュルンベルク裁判におけるソ連検事ルデンコの論告—二七万五千人（これはチェコスロヴァキア戦争犯罪調査委員会の報告にもとづく）、デュッセルドルフ陪審法廷での陳述—十万人以上、H・マウ—七万二七三名、ブラックとブラントの推定—五〜六万人（文献名省略）。

　この不一致自体がいかに、この蛮行が「夜と霧」であったかを証明している。ビーソルド調査では、うち聴覚障害者約千五百名である。

7　日本への反響、川本宇之介と藤井東洋男

川本の資料を引用したついでに、当時のドイツの現状が日本へどのようにつたえられていたかを、ちょっとあとづけてみたい。

ナチスの政権奪取に先だって、聴覚障害児教育と障害者運動に重要な貢献を持った二人の教師が相ついで渡欧・渡米している。官立東京聾唖学校長川本宇之介と大阪市立聾唖学校教諭藤井東洋男である。川本は一九三三年六月十八日から二三日まで、合衆国ニュージェルシーのウェスト・トレントンで開かれた第九回聾教育国際会議に日本代表として、藤井は一九三一年七月パリでおこなわれた第四回世界聾者会議へ日本代表として、それぞれに出席し、二人ともこれが機縁となって以後欧米の障害児教育、障害者運動の様子を日本へつたえるパイプ役になっている。

二人はあらゆる意味で対照的であった。聾教育国際会議への日本人の出席は、一九二五年ロンドンでの第八回に英文学者山宮允がたまたま個人の資格で出席しているが、文部省派遣という形では第九回の川本がはじめてである。その肩書きで川本の洋行は大名旅行といわぬまでも羽振りのよいものであったらし

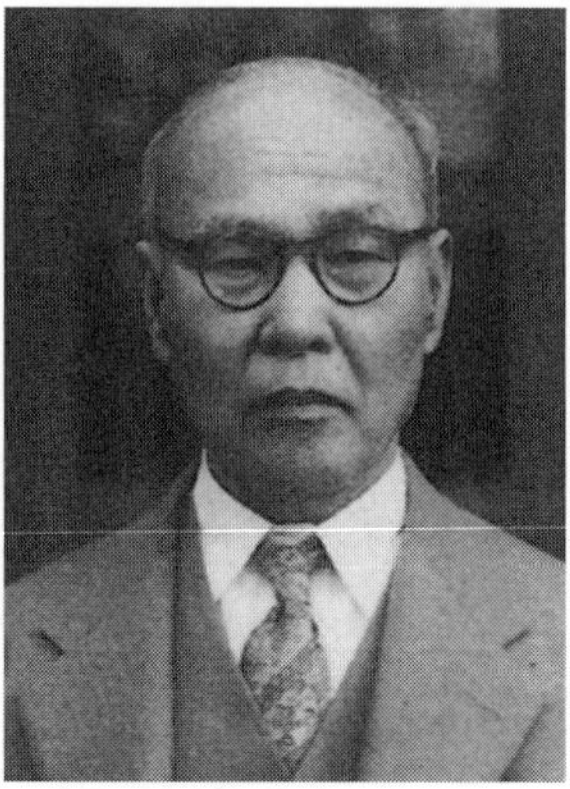
川本宇之介

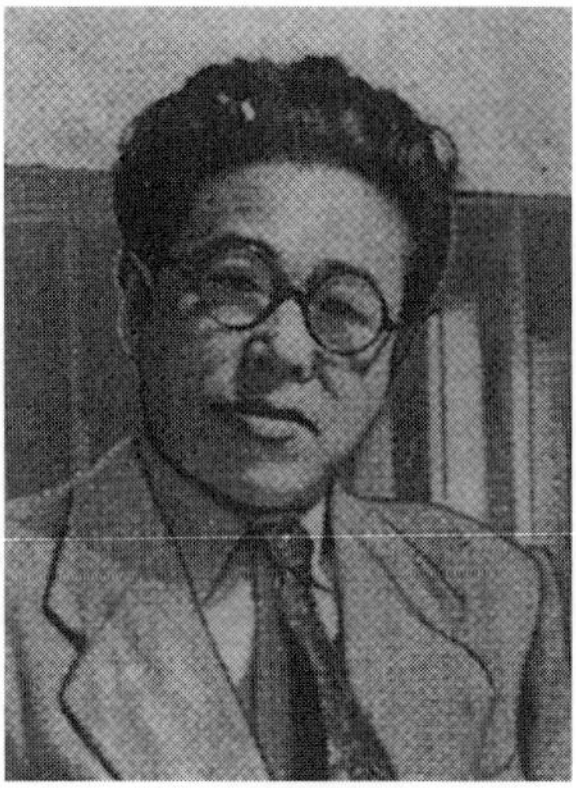
藤井東洋男

い。これにたいして藤井は、日本代表とは名ばかり。実質自費渡航であり、知友知人をたよっての無銭旅行に近いものであった。そして二人が海外情報を発表する場所も、前者は文部省聾教育関係のジャーナル、後者は聴覚障害者運動のジャーナルであった。そして前者は厳格な口話主義者。後者は世界のろう者をひきつけたとのちに語られる美しい手話言語のユーザーであった。

　藤井は当時の日本聾唖協会の機関誌『聾唖界』第六七号（一九三四年三月号）に「ナチスの断種法と聾唖者」という投稿をしている。以下にほぼ全文を紹介する。

（一）

優生学的見地と、独乙民族の健全なる発達と云ふ、恐ろしく国家的な計画から、所謂第三帝国ヒットラー政府の発布した断種法令は、去る一月一日から効力を発生している。

　アメリカ医学協会雑誌に発表された、この法令の適用を受ける人たちは、（一）先天性精神薄弱者、（二）内訌性精神錯乱者、（三）狂燥性─憂鬱性精神病者、（四）癲癇、（五）舞踏病、（六）遺伝性盲人、（七）肉体的にあまり不完全なる者、（八）先天性アルコール中毒、（九）遺伝性聾唖者となっていて、国内で調査された人数を列記すれば次の通りである。

疾　病		疾　病	
先天的精神薄弱者	二〇〇、〇〇〇	遺伝性盲人	四、〇〇〇
内訌性精神錯乱者	八〇、〇〇〇	肉体的に不完全過ぎるもの	二〇、〇〇〇
狂燥憂鬱性精神病	二〇、〇〇〇	先天的アルコール中毒	一〇、〇〇〇
癲　　癇	六〇、〇〇〇	遺伝性聾唖者	一六、〇〇〇
舞　踏　病	六〇〇	合　　計	四二〇、〇〇〇

以上全部で四十二万人余りの膨大な数であるが、これに実際の処断をする場合は、それぞれ専門の医家の手を煩わして行うことは勿論、次の場合には特に例外が設けられて免除されることになっている。

一、　老年其の他の理由で生殖作用の消耗した者。
二、　手術によって生存の危険を招く恐れのある者。
三、　監視つきの療養所其の他へ、終身収容されている者。

なほ、満十歳に達しない子どもには手術を行わない。而してこの実施のために、全国的に特別な裁判所および優生学上の問題を取り扱ふ高等法院が設定され、各管轄区があって、その区間の保険委員の申請により、この断種法令を適用すべきか否かの判定が行われるわけである。

愈々断種法の適用を受くべき決定を見た者へは、二週間の期限を置いて通達され、拒否する場合は警察権の発動も予定されている。

然しこの実施については、先づ手近なところから、即ち現在医学的処置を受けつゝある者、各種の療院に在る者、或いは治療を受けつゝある者から施行し、次に特別に選定された優生会議の手によって、全国一般に狩り出しを行ふ順序となっている。

以上が世界の問題であるヒットラー政府の断種法の要領であるが、之に対して各国の聾唖者間には、猛烈な批判が加えられつゝあるのである。

（二）

ナチスが政権を掌握してから、積極的に聾唖者問題に手をそめ、三人の聾唖者を政府委員に任命して、共産党系聾唖団体、社会民主々義的全独聾唖協会、各種労働組合に所属する聾唖団体の組織を、お手盛りの国家社会主義的組織に改変せしめ、仏・伊、その他欧羅巴各国の聾唖言論機関をして「ブラボーヒットラー」（ヒットラー万歳）を叫ばしめたのもつい最近であったが、この断種法と猶太人放逐ばかりは余程利き過ぎたと見えておそろしく不評を買っているのである（ベルギーからの通信によると、ヒットラーの伯林進軍以前に、すでに五十名近くの聾唖者の逆卍字突撃隊が編成されて、狂奔しつゝあったよしである）。

一八七一年の統計に従ふと、独逸全国の聾唖者数は、人口一万人に対して、九・七人の割合であったが、最近の調査の結果は七・三人に減少している。而してこの、人口一万に対する二・三人の減少には、独逸医学が聴器官障害を誘発する各種の疾患に拮抗して、戦ひ抜いた功績を含むことは勿論であるが、それにしても現在の人口六千三百万人とすれば、なほ五万人の聾唖者が依然として存在することは如何ともなし難い問題である。急迫した国家であればある程、社会的負担と云ふものに為政者の眼が光ることも無理からぬ次第で、天下の学者を追ひ焚書をさえ敢てするナチスの手口から見れば、一万六千人の聾唖者を去勢する位のことは朝飯前かも知れないのである

遺伝性聾唖の懼るべき理由は譬えば英国のラヴ博士及びアディソン氏の報告に依る、有名なエイルシャイヤー家の家族調査の如き、まことに疎然たるものがあり、五代に亘って百名近くの聾唖者を生じているのである。

（二）

フランスのルイ・アルノウル教授のナチス断種法に対する駁論を紹介する（公論雑誌、巴里一九三三年一二月三〇日）。

問題になるのは、遺伝性聾唖者という点であるが、教授の三十年来の経験によると、ボワチェール（西フランス）の聾唖学校では八〇人のうち二人、ライネル（同）の学校では一〇四人のうち五人に過ぎない。而も教授の主宰する聾唖者の家には夫婦者の聾唖者も多いが、それぐ健在で正常な子どもの所有者である。その他、全巴里の聾唖者に手をかけたと言はれている巴里官立学校の校医であったラドレイ博士の研究によっても、所謂遺伝性聾唖と称するものは、極く稀にしか所在せぬことを述べてゐる。此の点から言って聾唖者に対する団体的断種法の如きは、実に自由に対する冒涜である以外の何者でもない云々

者である)

(傍点原文)。(アルノウル教授はライネル聾唖学校長で、盲聾唖教育では有名な「牢獄に繋がれた魂」の著者である)

(四)

伯林のクルト・リーツ氏は「新国家における聾唖学校の立場」を次のやうに論じている(独乙聾唖教育会機関誌二月号)。

「基督教的感情主義は、これまで精神的に、道徳的に、生理的に不幸な条件を持っている人達の教育には、好都合の手段であった。然しそのために公立学校に負担をかけること大であって、実際問題としてその成績を見れば、低能、精神薄弱、盲、聾唖其の他生理不具の度が高ければ高いだけ、これらの生物学的劣等な国民に対する国家の損失は大きくなってくる。而かもそのために、失業したり或いは極く貧弱な収益しか持たない両親に育てられる正常児童の注意が行届かなくなるのである。」

「従って、聾唖学校に対する経費は要するに捨て金であって、何等効果のないものであると言へるであろう。多くの聾唖児童は、職業方面で、多少は自活が出来るやうになり、極く少い数ではあるが二三の者は、個人的な自分だけの利益ではなく、国家全体の幸福のための公共事業に従ふ者も現はれているのは事実である。然し、聾唖者はどんなことがあっても、正常な人達より以上に、自分の利益を全社会、全国民の利益の中へ投入せしめることが、極度に困難であらねばならない。就中、男は兵役に服することが出来ないし、女の大部分は断種法令によって繁殖を拒否されるために、子供を持つことが不可能である。それ故聾唖者は、絶対に完全な社会人たることはあり得ず、単なる独逸国民たるのみである」

「新独逸の聾唖学校は、全く違った立場を占めてゐる。この新しい踏み出し《ステップ》（ルビ原文）は、おそろしく過酷に見えるかも知れないが、これは実に生物学的必要から斯くあるのである」（傍点原文）

（五）

以上を以って見ると、ナチスの聾唖者に対する考え方は、驚くべき中世的なものの言い方であると識らねばならない。これは近代教育の理念とおよそ反対な、非人間的な、非文化的な解釈であって、優生学の理想がこんなところに在るものとすれば、先ずナチス自身の狂燥性精神錯乱に対して、断種法のメスを振るうべきでなかろうか。然しこれに対して、独逸聾唖団体から、何等の公式な報道を受け取っていないために、これ以上の批判は避けたいと思う。ただ昨年世界聾唖教育会議を主催した、アメリカニュージャシー聾学校長アルヴィン・ポープ氏が、去る三月十日、紐育大学の教育会で講演した「ナチスの教育政策に対する駁論」を以って、これの結語にしたいと思ふ。

「かかるナチスの政策こそは、あらゆる点に於ける教育の機会均等を標榜する、デモクラチックの理想、民主々義精神に全然相反するものであり、而も兵役に服することが出来ないと云ふ理由で、不幸な条件の下に在る児童から教育の機会を奪取するが如きは、全く人間の正義を穿き違へて、むしろ滑稽に近いものがある」（紐育タイムズ、三月十一日所載）。（同誌六－九ページ）

貴重な文献であると思うので全文引用した。藤井の面目躍如の文である。

一方、川本の著述には断種法、ニュルンベルク法についての言及はまったくない。知らなかったのか。

そんなはずはない。わたしが引用した上記藤井の投稿自体が、筑波大学附属聾学校蔵書からコピーさせてもらったものである。その上に川本はこの『聾唖界』第六七号の一つ前の第六六号に、「米国聾者訪問記(一)」を投稿し、続く六八号から七〇号までにその続編(二)から(四)を投稿している。川本は『聾唖界』の綿密な読者と考えねばならない。六七号だけ読まなかったとするのは非現実的である。著述で「ワイマール憲法」下のドイツの障害児教育に高い評価をあたえてきた川本に、一九三三年以後のドイツの政変と、藤井が紹介する障害児教育と障害者の境遇は激震であったろう。それにもかかわらずの「沈黙」は何であろうか。

川本と藤井は折り合いが悪かった。それは口話主義の川本にたいして手話もいれる余地をのこした藤井と、教育の方法論をめぐる対立が感情にまでこじれたのだが、ことの直接のきっかけは、口話法による言語教育を目的としながらも、導入期における手話も否定はしないベルギー法聾教育についての評価のちがいであった(藤井東洋男「所謂ベルギー法の研究」『聾唖教育』第二二号、昭和十年)。「要するに藤井はあからさまに手話を礼賛し、主張することも出来ず、また口話主義に反対も出来ないので、妙な筆のあやで口話主義にいやがらせをやっておるにすぎない……多分読みかけてみて余りにも外国語をたくさん使い、外国人の片言隻句をたくさん羅列しておるので、いや気がさして(私・川本、著者注)読まなかったのであろう」(川本宇之介『ろう言語教育新講』昭和五六年、川本口話賞会発行、復刻版一二〇ページ)。川本ほどの教師にしては惜しい感情論である。そして失うところが大きすぎる。藤井の提供している情報はかれの学問と職業的使命についても致命的な重みを持つものであったはずだ。もっともこれは人間観・教育観・障害者観が深くかかわる問題であるから、川本が藤井と情報を共有したとしても、かれが藤井と同じレベルで問題をとらええたかは、別個の問題であるが。

総じて川本がかれの論述の典拠として引用する外国文献は、彼が出席した一九三三年の聾教育国際会議から持ち帰ったらしい文献で終わっている。それ以後のことについての引用もあるが、それは戦後の文献から後おいしたものである。そして戦後のアメリカ教育使節団と一九五七年の「優生法」へ飛躍している。この空白の意味は何であろうか。

新聞には「発禁」とか「転向」とかいう見出しが氾濫している時代であった。かれも一九三六年の日独防共協定（後に日・独・伊三国枢軸）によって、「官」の川本としてあからさまなドイツ批判はできなくなっていたのだろうか。またはかれ自身が、権力さえあまり目をつけないところで、「かくれ転向」をやってしまっていたのだろうか。

いずれにしても川本がこうであっただけに、野人藤井の論評とナチス批判はその先鋭な言葉づかいとともに、当時としてはもちろん、今日の民主主義、民主教育のレベルに照らしても光り輝く。しかし、歴史がそれを遇した道は、川本が文部権力を後盾とした当時の日本の障害児教育の、おしもおされもせぬ旗振りであったのにたいして藤井東洋男は、そのもとで異色中の異色の教師であり、相手により影響するところは強かったがおよぶところはかぎられていたことである。そしてそれがすべてであった。

その藤井は戦後昭和二八年一月二四日（推定）、聴覚障害女性の山本好江と、志賀高原の白雪の中に心中自殺して果てた。自殺の動機についてはいまだに明らかにされていない。

8 「安楽死」と医学実験

1 肺結核によって死亡されました

犠牲者について、その家族に文書で通知されたことは、紹介した資料の通りである。その文書はでためであり、死因の多くは血にまみれた嘘であったことは説明を要しない。しかし、この世には嘘を通りこした真実というものがある。エミリー・リーゼガング夫人の「死因」、活性粟状腫瘍をともなう肺結核についても、ひょっとしたらという真実がある。このことにひとことふれておきたい。

それは、強制収容所において人為的に結核を発病させて死にいたらしめる実験がおこなわれていることである。それは、医師ハイスマイヤーの発案により、ナッツヴィラーの強制収容所において実験された。収容されている小児にたいして生きた結核菌の浮遊液が静脈注射された。数週間後に小児は、急性粟状結核を発病し、程なく死亡した。この死因については検死の医師に対して、結核以外の何の疑いもまねかなかった（E・A・コーエン『強制収容所における人間行動』清水他訳、岩波書店、一一八ページ）。

リーゼガング夫人がハダマールへついたとの通告が八月一日で、死亡したとの通告が同十八日である。その間十八日間。上述の実験の結果にてらしても、また、若い子どもでなく五〇代をむかえた女性の体であることを考えても、発病の可能性は十分に考えられる。

ただ結核という病気は、発病してから死亡するまでに相当の時日をおくものであるから、医学の知識のないわたしも、このひょっとしたらという真実にあまり確信を持てない。そこをあえて言及するのは別の事実に読者の注意をむけておきたいからである。

T4計画はゼール・ヴェルトラウリッヒ（極秘）におこなわれた。ブラント、ブーラー他の限られた関係者以外には、検死の医師もふくめた部外者に疑いを持たせないでおこなう必要があった。

ユダヤ人はたとえドイツ在住のユダヤ人であっても、すでにドイツ国民としての基本権を剥奪されていた。また、その抹殺はドイツ国外遠く離れた所でおこなわれた。これに反してT4計画の犠牲者はドイツ国民であった。その死は、「死にました」だけですむ問題ではなく、婚姻、相続、保険契約などさまざまのことに関連していく。

したがってT4計画は単に手続において、ゼール・ヴェルトラウリッヒであるだけでなく、その見せかけにおいてもゼール・ワールシャインリッヒ（真実らしく、自然らしく）でなければならなかった。読者はすでに紹介した資料の文言のすみずみから、そのことを感じられるであろう。頭かくして尻かくさず。それはかえって「何やらおかしい」と感じさせる。そのことについてはまたあとでふれる。

ナチスはかくの如くずるがしこく非道であった。それは決して安楽死の名でよばれるべきでないことはすでにのべた通りである。しかし逆にこのことは、当時のドイツにおける安楽死の論議のレベルをしめすことによって、いっそうはっきりしよう。

ナチスが政権を奪取した一九三三年、司法大臣ギュルトナー(国家人民党)はドイツ刑法の中に、いわゆる安楽死の条項をとり入れることを企画し、次のような覚え書きを準備した。

安楽死法、換言すれば回復絶望の状態にある病人の希望に従って、苦悩の期間を短くするために安楽に死亡することの出来る薬剤を施用するのは請求による殺人の分類をなすものである。たとえ人道的の感情からするにもせよ、疾患の種類および程度に関して充分な専門的の知識を有することなくしてこの行為をなす者によって、この安楽死法の企画せられる場合には、請求による殺人の企画におけるとは別に取り扱うことは出来ない。

これに反して病状を判断するの資格を有する者が、請求によって殺人を企画したる場合にあっては、不法阻却の事由を設けることが必要である。けだしかくの如き殺人は、国民的共同体にとって貴重な生命を滅却する増悪すべき行為ではなくして、重症に悩む回復の絶望な病人を病苦から解放してやるための手段に他ならないのであって、その行為たるや、病人並にその親族に対する人道的精神と同情心の発露たるものである。

けれどもその間弊害の発生することあるを予防するためには、ある種の予防的の措置を講じておくのがどうしても必要である。即ち病人の疾患は事実上治癒の望みのないことが必要であって、この事実は二人の官吏たる医師が病床日誌を細心に審査しての鑑定と、周到な診断に基づいて確認されなければならない。

病人が意志表示をするを得ない場合において、病人の近親の安楽死法の請求が公序良俗に反する動機に由来するものでないときは、病人の近親の安楽死法の請求は、病人の明示的にしてかつ真摯なその請求と同一視される（太田典礼『安楽死のすすめ』三一書房、巻末付録）。

2 ナチス版「悪魔の飽食」

この覚え書きの結末がどうなったのか、著者は資料を持ち合わせていない。しかし確かなことは、当時のドイツ国会といえどもこの法案は通らなかったことである。また、よしんば通っていても、それをもってナチスの行為を合法化することはできなかったことであろう。わたしはここで、この非人道が単に、「生きるに価しない生命の抹殺」という、ナチスの側からのみなりたつものにせよ、その大義名分が自ら否定されている事実に言及したい。

それは「安楽死」が医学研究に資料を提供していたという事実である。

公益病人輸送会社は、総数六百個にのぼる犠牲者の脳を、百五十個から二百個ずつひとまとめにして、脳の保存方法を指導してきたハルラーフォルデン博士のもとに送りとどけていた。ハルラーフォルデンはこの問題について、アレクサンダーと話しあったが、後者はハルラーフォルデンの話を「生なましい仕入れの物語り」とよび、次のようにその時の物語りをのべている。

「これらの脳の中にはすばらしい資料があった。見事な精神障害者の脳、畸型の脳、極く幼児期の疾患に侵された脳など。わたしはもちろん、これらの脳をもらい受けた。それがどこから送られて来たものであり、どうしてわたしの手に入るようになったものか、そんなことは全く私の関知したことではなかった」（前掲『強制収容所における人間行動』一一四ページ）。

階級に分裂したこの国家と社会においては、各人はそれぞれに自分のためにであり、ひとり神のみが万人のためにである。そして、障害者とはまさしく、この万人のための基準ではかられるべき人びとである。戦争という非常事態、もしくは単なるその想定すら、この神を悪魔におきかえる。この悪魔が、神の支配する平時においては、ナチス統治下のドイツ国会すら認めなかった安楽死以上の「安楽死」をたとえ秘密のヴェールの奥であっても容認しただけでなく、あまつさえ科学上の資産としていたことは、次にひきつぐ事実によってはっきりとされよう。

それは、ダッハウ強制収容所を中心とした拘留者にたいして残虐な生体実験がくわえられていたという事実である。

これについては、いちおう叙述するだけでも、冗長となるそしりをまぬがれない。読者にしてもしその詳細に立ちいりたいと思うなら、参考書は今日でも比較的容易に入手出来る。わたしは以下で、どのような実験が何を目的としておこなわれ、犠牲者は何人ぐらいであったかを、項目的にしめすにとどめたい。

高々度実験……連合軍の航空機が高々度を飛行するようになったので、ドイツの飛行機もそれにつれて高々度まで上っていかざるをえなくなった。この高々度飛行が人体にどのような影響をあたえるかを明らかにするため。およそ二百名の拘留者がテストされた。死亡約八〇名。

冷凍実験……極寒の海に不時着し凍死寸前となった飛行士を蘇生させる効果的な方法の実験のため。約三百名の被験者中死者約十九名。

マラリヤの実験……戦場の兵士のかかりやすいマラリヤにたいする効果的なワクチンを発見するため。約千名の拘留者が菌の注射により感染。約四〇名がそのために死亡し、他の者も多く他の病気を感染して死亡。

イペリットとホスゲンの実験……イペリットガス（マスタードガスとも言う）およびホスゲン（塩化カルニボールの別称）による負傷を最も有効に治療する方法を発見するため。約二二〇名が実験に供され、六〇名が死亡。

スルフォンアミド実験……スルフォンアミドが、炎症とくにガス壊疽（えそ）に有効であるかどうかを実験するために。非常に多数の拘留者に実験されたが死者数不明。

骨、筋肉、神経の再生実験と骨の移植実験……ある個体に種族の異なる個体からの臓器組織をうつし植える。この実験のため主に精神病患者の四肢が切断され、切断後も生きている場合は、薬剤の注射によって殺された。

海水実験……不時着の飛行士や船舶Uボートの乗組員でどの程度海水を飲んでもよいかの実験。約四四名の人間をモルモットにして実験。死者不明。

発疹チフス実験……ドイツ軍のロシア侵攻後流行した発疹チフスにたいする有効な治療を実験するため、約七五〇名の被検者中死亡者約一六〇名。

（T・タイラー「一九四六年の供述から」『ナチ医師とニュルンベルク裁判』六七―九七ページ）

同じ頃一九三八年、現在の中華人民共和国黒竜江省の省都ハルピン市の南方約二〇キロの平房とよばれる町に、日本軍によって大がかりな特別軍事地域が設けられ、満州七三一部隊（関東軍防疫給水部隊）が移駐した。ここでくりひろげられたのは、国際法によって禁止されている細菌戦秘密兵器の開発のための研究であり、丸太とよばれる約三千人の中国人、ロシア人が残虐な生体実験に供された（**森村誠一『悪魔の飽食』**光文社）。

3　大量断種も生体実験

日・独両枢軸国間に、このことに関してはとくに連絡も連携もなかった。おたがいに知っていたかどうかも疑わしい。二国は期せずして同じことをやった。

マルクスは『資本論』第一巻初版本（一八六七年）の序言の中で、自然科学はその対象を出来るだけ純粋な状態に還元して、相互の作用、連関、法則を実験によって検証していけるが、社会科学はそうする訳にはいかないから……とのべている。医学は自然科学である。しかし、対象が人間の体であるという点において、社会科学と同じ制約をうける。

ここにはまだ〈神〉が支配している。マルクスがこれを書いたのは、レーニンが規定している、一七八九年（フランス革命）から一八七一年（パリ・コンミューン）まで、資本主義が自由競争を原理として比較的順調に発展し、その政治表現が民主主義と基本的人権の確立であった時代である。

今問題としているのは、それに続く帝国主義の時代、外にたいしては異民族の迫害、内にたいしては反動と抑圧と文化の頽廃が支配的となっていった時代である。神を悪魔におきかえたのはとりわけこの時代の戦争、いわゆる帝国主義戦争である。

だがそれは、決して歴史の後もどりではない。社会的弱者に対する保険給付や社会保障の制度や思想が発展していくのも、まさにこの時代からである。日本においてはかろうじて、一八七八年の古河太四郎による聾盲教育の創始をみるだけであるが、大きく世界史的にはわが国の成人聴覚障害者運動も、この時代に発した潮流の正統の継承者である。

反動と抑圧は一方で民衆の抵抗をよばざるをえない。とりわけこの「安楽死」はドイツ国内で、一九四五年の決定的敗北をまたずして、国民の世論がナチスの暴虐を中止せしめた数少ない例となった。歴史の進歩のあかしとしてわたしは、このことに記述をついでいきたいが、なお、二、三のことを先行させる。

その一つは、断種方法の実験のことである。

強制収容所で行われたむごたらしい生体実験についてはすでに、項目をあげ解説的に紹介した。その一環ではあるが、直接本人の生命にはかかわらずとも、「未来の人類の殺人」を意図した実験について、一稿をさく。

これも紙面の都合で、経過的なことは省略する。ある程度詳細にわたることについては、たびたび引用している、E・A・コーエンを参照してほしい。

X線による大量断種……男女の生殖器に二〜三分間強力なX線を照射して生殖不能にする方法。一九四二年六月二三日、ナチス総統官房事務長ブラックはヒムラーに書簡をていして、この方法で一日三〜四千人の断種が可能であることを報告し、あわせて、ヨーロッパ在住の千万人のユダヤ人の中で労働に適する男女が少なくとも二百万から三百万人いる。刻下の労働力の不足からこれらのユダヤ人を選んで保護する必要があるが、それはかれらを生殖不能にした時のみ許される、とのべている。

カラデイム・セグイヌム……ブラジルで発見されたこの名の植物のエキスが動物実験で不妊効果をあげたことに目をつけたボルコニイ博士が、同じくヒムラーに書簡をていして、この方法で三百万人のボルシェヴィク捕虜を断種すべしと進言している。ヒムラーもその気になったらしいが、何かの支障があったようで（別文献では植物の入手困難）人体実験はおこなわれていない。

薬剤によるラッパ管閉塞……婦人科専門医クラウベルクによって、アウシュヴィッツ中央収容所第十廠舎で婦人拘留者にたいしておこなわれた。ごく普通の婦人科的検診をおこなう方法で、子宮口の中にアルカリ性の薬品を注入することによって双方のラッパ管を閉塞せしめる方法である。かれはこの方法で、医師一名と若干の助手で一日六〜七百名の処置ができるとのべている。

他に睾丸摘出、卵巣除去の実験もおこなわれた。このような被験者は、しばらくガス室送りの人選からはずされ、夢精や性欲の有無、性格の変化などについて質問され、自慰することを命ぜられ、効き目のない時には前立腺のマッサージがおこなわれた。

ドイツ国民である障害者に対する断種とはことなり、この実験の目的は断種効果とともに、いかにして大量に安価にが目的であった。実際にはうまくいかず、実験段階でストップしている。

一九四二年、ドイツの敗色はすでに濃厚であった。本国の成・壮男子は次つぎと戦線へ徴発されていった。後埋めに被占領地から非ゲルマンの労働者が強制移住させられ、夫を戦線にうばわれたドイツ女性との間に、民族の純潔を名目とする死刑の威嚇をもってしても禁圧できない性の飢餓が支配し、ヒムラーとコンティを当惑させていた。これについては、H・P・ブロイエル『ナチ・ドイツ清潔な帝国』（大島かおり訳、人文書院）にくわしい。

4 殺人鬼ども任務配置につけ――T4から14f13へ

一九四〇年前後、T4計画や「安楽死」計画が極秘裡におこなわれていた時期はちょうど、すでに紹介した聴覚障害者の画家ダビッド・ルードウィヒ・ブロッホが、ダッハウ強制収容所へ収容されていた時期と一致する。その頃は各収容所にもまだ「絶滅」装置はなかった。のちにアウシュヴィッツで有名となった、シャワー浴室を偽装した部屋とチクロンBによるガス殺と火葬炉焼却という一連の大量殺人システムは、あとから作られたものである。

そこには、かくも大量の人間を、それと気づかせることなく、叛乱をおこさせることなく、短時間で確実に殺し、世間に知られぬように始末するには、この方法が一番よいとする検証期間があったのであり、別の言い方では、ナチスといえども試行錯誤があったということである。

医学研究に材料を提供するということによって、人類にたいする二重の罪をおかしたT4と「安楽死」は、さらに、この試行錯誤の場を提供したという事実によって、三重の罪をおかした。

一九四一年（日付不詳）ゾンデルベハンドルンク（特別措置）14f13という指令が各収容所長あてに発せられ、関係者の間で「14f13」の暗号で交信された。それは表むき「精神的・肉体的に障害のある拘留者は全員殺害せよ」であったが、内実はユダヤ人をふくんでいた。この指令にしたがって、例えばブッヘンワルト収容所からは三百名から四百名のユダヤ人拘留者がベンブルクの安楽死研究所へ送られた（『ニュルンベルク軍事裁判記録』第一巻）。

同年七月三一日、すでにゲーリングがハイトリヒに「最終的解決」指令をあたえているが、この年末には「14f13」の広汎な適用の開始がきめられ、その督励のための監査役が各収容所へ送られる。続いて一九四二年二月二〇日、ヴァンゼー会議が開かれる。「最終的解決」はともかくも、現存する殺人能力をもって始動した。

しかし、T4および「安楽死」で適用された方法では、今やドイツ治下にはいったヨーロッパの千三百万人のユダヤ人を絶滅するには「緩慢」すぎた。ここで、T4と「安楽死」の「確実」と「秘匿」の殺人実験にきたえられた殺人鬼どもが、新たに「大量」と「効果的」の課題をもって忠誠をきそいはじめる。

一九四一年十月の会議で「安楽死」の統轄者ブラックは、この目的のために、安楽死計画の実施に熟練した要員の手配に万全を期している、と表明した。

最初にもちいられたのは一酸化炭素であった。その指導者は「安楽死」計画では筆頭の死刑執行人であったクリスチャン・ヴィルト。ディーゼルエンジンの排気ガスを利用した殺人室方式で、ベルゼン、トレブリンカ、マイダネルに、かれの指導による大規模の絶滅装置が作られ、ヴィルトはナチス治下ポーランドにおける殺人エキスパートの名をほしいままにした。

しかし、この方式は欠陥が多かった。ディーゼルの始動に時間がかかり、かつ犠牲者の死亡までにも時間がかかるとともに、死にきれない者をのこした。ここにおいて、アウシュヴィッツ収容所主任カール・フリッチュSS大尉は、デゲッシュ商会から市販されている殺虫用青酸ガス、チクロンBの使用を思いついた。一時の競合時期はあったが、最終的にはチクロンBが勝利をしめ、かくてアウシュヴィッツ・ビルケナウが着工される。

この過程には、ともにSSである者のヒムラーにたいする忠勤と、製造元の死の商人デゲッシュ商会からの猛烈な売りこみ贈賄の二股がかかっている。これについては、W・シャイラーの『第三帝国の興亡』第五巻にくわしい（同書、六〇ページ）。

「安楽死」、「T4計画」、「夜と霧」から「最終的解決」にいたるまで、系統的、意図的なものがあったであろうか。結果から見ればすでに引用したようなH・P・ブロイエルやJ・P・スターンの評がでてくるが。

「……幸運にもヒトラーはその計画に欠かせない高度のテクニックを持った執行人を手に入れることに

なった。クライザーが『かれの』ユダヤ人抹殺に支援を申し出た頃、もう一つの絶滅計画（＝安楽死―著者注）がちょうど幕を下ろしていた」（ハインツ・ヘーネ『髑髏の結社―SSの歴史』森亮一訳、フジ出版、三六五ページ）。「この時間的なつながりが、あまりにぴったり符合するので、ヒトラーがT４計画をあきらめたのは、最終的解決に重きを置いたからにすぎないと思えるぐらいである」（ダビッドビッチ『ユダヤ人はなぜ殺されたか』サイマル出版会、一九八ページ）。「この安楽死は抗議を受けてブレーキをかけられたが、その後この方法は労働不能な強制収容所の収容者を除去するために使われることになった。ただその対象者の選別は、良心を失った医師の手に委ねられた」（ブラッハー『ドイツの独裁Ⅱ』岩波書店、七七九ページ）。

5　チャーチル首相の犯罪の真相は

史料はどれも核心にはふれていないが、まずは系統的意図的なものはなかったと見たい。しかし、意図的であろうとなかろうと、事実はおそかれ早かれドイツ国民に知れずにはすまなかった。そして、知れた瞬間からこのプロイセン・ユンカー的後進性とカント・ゲーテ的進歩性をあわせ持つ国民の世論がどう反響したかを調べ、「神」はどこへいったかを検証することは、われわれの運動にとって今日でも特別の意味を持とう。

まず、事実が知れたところから調べていきたい。

「シカゴ・トリビューン」「ニューヨーク・ヘラルド・トリビューン」等の通信員として、とくに一九三七年以後はコロンビア放送会社の現地通信員としてナチス治下のドイツに滞在し、当時最新のマスメディアであったラジオ放送を通じて、激動するヨーロッパ情勢の報道最前線に立ったアメリカ人、ウイリアム・L・シャイラーは、その大著『第三帝国の興亡』五巻の著者としてつとに知られているが、別にかれのドイツ滞在中の日記でゲシュタポの検問をくらまして本国へ持ち帰ったものを『ベルリン日記』として、一九四一年ニューヨークで公刊した。

この鋭敏なジャーナリストの耳目にふれたことで「いかがわしいこと」は一九四〇年九月十九日付の次の記述からはじまる。

戦争開始以来ドイツの新聞が今日のようなすざまじい憤激をイギリスに示したのははじめてだ。その報道によればイギリスは昨夜、西部ドイツのベルテにある精神障害児施設、ボーデルシュヴィンク病院を爆撃し、九人の少年を殺し、十二名を負傷させたという。(中略)

夕刊の見出しをいくつか拾ってみよう。『ナハトアウスガーベ』には、**「二十一名の子どもに対するイギリスの夜の犯罪、この血腥い行為に復讐を!」**『ドイッチェ・アルゲマイネ・ツァイトゥング』には**「ベルテの子供の殺害、忌まわしい犯罪」**。『BZアム・ミットターク』には**「暗殺者を使っての殺人はもはや戦争ではない。ウィンストン・チャーチル氏よ! 殺し屋どもの本拠グレートブリテン島はその悪虐なる爆撃の責任を負わねばならなくなるだろう**(ウィリアム・シャイラー『ベルリン日記』大久保和郎・大島かおり訳、筑摩書房、三九四ページ、ゴチックは原文)。

三日のちにこのチャーチルの犯罪の真相はうすうす明らかになる。九月二一日の日記にかれは次のようにしるす。

「Xが今日アドロンの私の部屋へやってきた。われわれは電話のコードを抜き、隣室へのドアの隙間からだれも盗聴していないのを確かめ、そうしてからかれは奇怪な話を私にうち明けた。ゲシュタポはいまドイツ国内の精神病患者たちを組織的に殺害しているというのだ。ナチどもはこれを『安楽死』と呼んでいる。ベルテで種々の精神薄弱児のための大きな病院をやっているボーデルシュヴィンク牧師は、重度精神障害者の一部を秘密警察に引き渡すことを拒否したために、数日前に逮捕命令が出されたそうだ。この直後にかれの病院は爆撃を受けた。『イギリス側』によって。この問題はよく調べてみなくてはならない」(前掲書、三九六〜七ページ)。

そして、一カ月と四日あとの十月二五日のかれの日記には次のようにでてくる。

「ついに例の『安楽死』問題の真相をつきとめた。非道きわまる話だ。

ドイツ政府はこれを知っており、同意を与えているのだが、ゲシュタポはドイツ国内の精神病者の組織的な殺害を行っている。何人殺されたか知っているのは、おそらくヒムラーと少数のナチ首脳だけだろう。保守派の信頼できるあるドイツ人が私に語ったところでは、かれはその数を十万と見積もっている。この数はあまりにも高すぎるように思える。しかしそれが千の桁にのぼっており、日に日に増えていることは確かだ。

このいかにもナチ的な異常な行為の発端は、フランスが敗北した後のこの夏のこと、ある過激派のナチどもがヒトラーにこの考えを吹き込んだことにある」（前掲書、四四〇ページ）。

シャイラーはここで日時の推定を「誤って」いる。ヒトラーの「安楽死」秘密指令はかれの推定（フランスの敗北、一九四〇年）よりも一年も前の一九三九年九月一日であるということは、ニュルンベルク裁判での医師カール・ブラント等の供述によってはじめて明らかになったことで、『ベルリン日記』の出版は一九四一年である。

しかし、それが秘密指令によるものであること、ヒトラーに直接批判のかからない方法をとったこと、当事者の一人がフィリップ・ボウラーであることなどは、後日明らかになったことと正確に一致している。

言をかえてのべればこの非人道は、一九四〇年十月の時点で一外国人記者が、「各地にいる私の情報提供者」（前掲書、四四一ページ）ルートで調査しても、これ位のことはわかる公然の秘密になっていたのである。

6 司法大臣はあわてたが、ドイツ国民は知っていた

そうであるからこそ、ウェルナー・マーザーが次のようにのべていることは、シャイラーの業績にたいして決して公正とはいえないであろう。

「ニュルンベルクで、もしIMT（国際軍事裁判―著者注）がなければおそらくついに明るみに出されなかったであろう事柄が白日のもとにさらされた。ヒトラーに命令され、整然と組織化された、想像を絶した殺害計画があばかれたのである」（『ニュルンベルク裁判』西義行訳、TBSブリタニカ、二七八ページ、傍点著者）。

シャイラーの「日記」が公刊された一九四一年をもって、ドイツ国民ならず世界の人々も、少なくともそのようなことがあるということは知っていたとしなければならない。また、音に聞こえたBBC（イギリス放送協会）がそのことを、対ドイツ戦略放送に使わないはずがない。大戦中ナチスは、ドイツ国民が国外放送をラジオ受信することを、死刑をもって禁止していたのである。さらにまた、一九四〇年十二月六日、ヴァチカンは「安楽死」を断罪する声明を発表している。死に価する罪を犯しはしなくとも、肉体的もしくは精神的欠陥のゆえにもはや社会や国家に役立たないと考えられるような人々にたいして、当局がその殺害を命ずることが出来るか否かの問題に答える形で、ローマ・カソリック聖務省常任委員会の名で「かかる殺害行為は自然法および神の掟の双方に悖《もと》るものである」と声明している。

その暗意とするところがどこまでドイツ国民および世界の人びとに理解されたかは別として、ここまで知られていた事実にたいするマーザーの記述は、単にシャイラーにたいする公正をかくだけでなく、学術的正確さにもかけているものとしなければならない。ここではシャイラーの日記から検証せられるいくつかのほかの事実に話をつぐ。

一つは司法大臣ギュルトナーの態度である。かれが安楽死法案の草稿を準備したことはすでにのべた。

先にのべた通りフリードリヒ・フォン・ボーデルシュヴィンク牧師は何人かの最重症精神薄弱児の引き渡しを拒んだ後、急ぎベルリンへおもむいてヒトラーの個人的友人である有名な外科医と接触した。その外科医はそのような話を信ずることは拒んだものの、総統官邸に飛んでいった。総統はどうすることも出来ないという。二人の男はそこで司法大臣のフランツ・ギュルトナーのところにいった。ギュルトナーは、殺害が実施されているという事実によりも、成文法化するという手続なしにそれが実行されていることのほうに当惑した様子だった。しかしかれはこの問題についてヒトラーに苦情を言うことには同意した（シャイラー「ベルリン日記」、四四一ページ、傍点著者）。

いかにもドイツらしいドイツ人らしい話である。この司法大臣はもしも成文法化されていたら自分自身が安楽死させられても格別の異議はなかったであろう。であるが今は、当時のドイツ国内の言論統制の現実の中でそこまで調べたシャイラーの記者魂と能力・根性に、かれに情報を提供した国民の一部にはそこまで知られていたのかという問題の深刻さをあわせて、わたしは驚嘆する。前述マーザーのいいかげんな記述とくらべて何たる良心だろうか。

シャイラーはかれの情報提供者から注意をうながされた事実として、次のようなドイツ地方新聞の広告記事まで引用している。ドイツでは死者について新聞に有料広告をのせ、死亡の日付、原因、年齢および葬儀の日時と場所を告示するのが慣例である。

『ライプツィガー・ノイエス・ナハリヒテン紙』十月二十六日

「一八八一年六月一日に生まれ、一九一四―一九一八年は前線兵士として戦い、数々の勲章を授けられたヨハン・ディートリヒは一九四〇年九月二十三日に死去いたしました。幾週間も消息を知らされなかったあと、ヴュルテンベルクのグラフェーネックで突然死亡し火葬に付されたとの信じがたい通知を受け取りました」。

同紙、十月

「幾週間もの消息不明のあと、愛する息子のハンスは突然ビルナで九月十七日に死去いたしました。葬儀は十月十日に執り行います」「私どもは、最愛の息子、技師のルドルフ・ミュラーが思いもかけずに突然ドナウ河畔のリンツの近くで死亡したという信じがたい通知を受け取りました。火葬は同地にて行われました」「すでに火葬がすんだ後になって、私どもは愛する息子であり兄であるオスカー・リートの突然の死の悲しい通知をグラーフェネックから受け取りました。埋骨は、遺骨受領後にX共同墓地にて内々に執り行います」「消息が知らされずに不安な数週間を過ごしておりましたところ、愛するマリアンネは感冒のため九月十五日にビルナで死亡したという恐ろしい通知が九月十八日に参りました。火葬は同地にて行われました。遺骨を受領いたしましたので、故郷の地にて内輪で埋葬をいたします」

（前掲書、四四二ページ、ゴチックは原文）。

9　ドイツ抵抗運動と「安楽死」

1　ミュンスター司教は訴える

エミリー・リーゼガング夫人がリンブルク・アン・デル・ラーン・ハダマールの病院で死亡したとされる一九四一年八月十八日の五日前の十三日、そのリンブルク教区司教ヒルフリット博士が、「安楽死」にたいする抗議を司法大臣にたいしておこなっている（『ニュルンベルク軍事裁判記録』第一巻、八四五ページ）。ヒトラーも予期せざる国民の反撃にあって、一九四一年の秋、T4計画の実行を見合わせるように口頭で指示している。リーゼガング夫人に対する殺人はまさにその直前であった。ただ子どもにたいする「安楽死」はその後もつづけられた。

であるがこれは、ナチス治下における国民世論の稀なる勝利であった。以下わたしは「ドイツ抵抗運動と安楽死」という関心で叙述をつぎたい。

その目的とするところは、ドイツ抵抗運動における基本的人権の思想と福祉の心を読むことである。これらの思想も心も、ドイツ精神が好んで概念規定したがるような、「先験的」なものではない。人類社会の一定の発展段階として、物質生産力の一定のレベルに照応して歴史上に現れいでたものである。したがってそれは、ドイツの特殊な具体的な歴史の中に規定されて、その質と広がりをもっていた。

といってもこの関心を真正面から取りあげることはわたしの力におよばない。また、本書の目的から逸脱しすぎる。わたしはただ、ドイツ抵抗運動の史料の中から、それらしきものをひろいあげるのみにとどめる。

であるが、当時のドイツの状況は頭にいれておいてほしい。二〇～三〇年代を通じてヨーロッパにおける最大最強の民主的な政党であり、第二インターナショナルの主動部隊であったドイツ社会民主党はすでになく、ドイツ共産党は地下にもぐり、中央党、人民党などの右翼政党さえ解散させられ、労働組合もまた、ライの指導するドイツ労働戦線に統合されて、その実を失っていた。ここで、そもそも何がドイツの良心と世論を代表しえたであろうか。

それはキリスト教であった。ナチス政権の強圧も、ルター以来のドイツ人の信仰までは逼塞させることはできず、教会は一定の発言力を保持していた。その上に、無辜の民草の問題こそ宗教のよく発言しうる基盤であった。

まず紹介するのは、一九四一年八月三日、リンブルク司教の抗議に先立つこと十日前に、ミュンスター教区司教クレメンス・アウグスト・フォン・ガーレン伯が一般にたいしておこなったアッピールである。

……ドイツの男女諸君！『計画的に殺人を謀り故意に人を殺した者は死刑に処する』と規定したドイツ刑法第二百十一条は今も有効であります。

殺害を予定された患者たちが、故郷から遠い病院へ送られたのは、我々の同胞、あの哀れな患者たちを故意に殺害した者を、右の刑罰から免れさせる目的だったのです。その後になって、死亡原因として病名があれこれつけられてありますが、死体がすぐ焼かれたので、その病気が本当に起こって死亡原因となったのかどうか、事後になっては、関係者も刑事警察ももう確かめることはできないのです。

しかし、私が確かめたところでは、ドイツ内務省においても、全国医師指導者コンティ博士の勤務機関においても、すでにドイツ国内において多数の精神病患者が事実、故意に殺されたし、今後も殺される予定になっているということを、別に隠してはいないのです。しかし、ドイツ刑法第百三十九条は『生命を害する意図につき……信ずべき情報を知り、時を失せず当局および被害のおそれある者にこれを通告することを怠った者は……これを罰する』と定めているのです。

私は、患者を殺害する目的で、マリエンタールから他へ移送する計画のあることを知ったので七月二十八日に検事局と、ミュンスター地方裁判所と、ミュンスター警察署長に対して、次の通り訴状をもって告発しました。――『私が入手した情報によれば、今週中に（七月三十一日との噂です）ミュンスターのマリエンタールにある州立病院に入院中の多数の患者が、いわゆる〈不生産的な同胞〉としてアイヒベルクの病院に送られたのち、一般に信じられているところによれば、他の病院からもそのような患者移送があった後で、計画的に殺されるとのことであります。

かくの如き行為は、神および自然の理法にもとるものたるに止まらず、また殺人としてドイツ刑法第二百十一条により、死刑に処せらるべきものでありますから、私はドイツ刑法第百三十九条に従い私の義務として、ここにこれを告発し、かかる危険にさらされている同胞を、直ちに対策を講じて、移送および殺人の予定されている場所から救い出すことと、その経過を私にお知らせ下さるようお願いします』

検事局と警察の処置に関する報告は、ついに私に届きませんでした。

（ワルター・ホーファー『ナチスドキュメント』救仁郷繁訳、ぺりかん社、二二〇ページ、傍点原文）

2 ガーレン伯「死刑執行人」と対決

後にワルシャワゲットー勦滅《そうめつ》作戦の総指揮官として悪名をとどろかせたユルゲン・フォン・シュトロープ親衛隊中将は、一九三二年にはまだ、ミュンスター東方の小都市デトモルトの下っぱナチ党員であった。

同年十一月に行われた国会議員選挙でナチスは大敗し、二三〇議席から一九六議席に後退し、党の命運もこれまでかと言われたが、ヒトラーとゲッベルスは翌年一月十五日の、デトモルトをふくむリッペ邦議会議員選挙に、起死回生の命運をかけた。

この選挙戦で大活躍をしたシュトロープは、政権奪取後の一九三四年、親衛隊本中隊指導者（大尉に相当）に昇進し、ミュンスターに本部を置く親衛隊第十七区付勤務となった。

同年かれは、司教の姻戚者であるミュンスター親衛隊指令部員をともなってフォン・ガーレン司教を訪問している。このことをかれは「記憶に焼きついた話」として、カジミェシュ・モチャルスキー（後述）に語っている。司教はこの頃から「激しく安楽死を糾弾し、断種を非難していた」（傍点著者）から、様子をさぐるためと、威圧をくわえるためであった。

司教はこの親衛隊幹部、後のユダヤ人に対する残虐無比の「死刑執行人」にたいして、恐れることなくナチスの政策を批判し、ナチス式の婚姻や葬儀のやり方（死者を焼き、灰を畑にまく）を嘲笑した。しかし、別れぎわに「……しかしただひとつ、わたしはヒトラーと同じ民族主義者だ」と言ったそうである。

以上の叙述をわたしは、カジミェシュ・モチャルスキーの『死刑執行人との対話』（小原雅俊訳、恒文社）によっている。モチャルスキーは大戦中、ドイツ占領下のポーランドにおける、ロンドン亡命政権の指令下にあった地下武装抵抗組織（すでにのべたようにその中には聴覚障害者も多数ふくまれていた）の指導的人物で、当のシュトロープと命をかけて戦った人である。大戦後のスターリンのあやまれる大国主義的指導は、こともあろうにこのパトリオット（愛国者）を逮捕し、死刑を宣告するとともに、あまつさえ同じく捕らわれて死刑を宣告されていたシュトロープと同じ監房に投げこんだ（かれは後に、一九五六年三月のソ連共産党第二〇回大会におけるスターリン批判によって釈放）。

ガーレン司教とシュトロープの対面の事実は、この数奇な監房対話の中で、はじめて明らかにされている。

「それで結局のところ、ガーレンはどんな人間だったのですか」

「よい人でした。非のうちどころのないナショナリストでしたからね。しかし同時にかれは、ドイツナショナリズムと、ドイツがそのために何世紀にもわたって多くのものを失わされて来たローマの教皇思想・政治とを結びつけて考えていた。フォン・ガーレンが従っていた指導本部はドイツの外にあり、そのために全体としてかれはわれわれに害をなしたのです。しかし、それほどひどいものではありません」

(前掲書、九六ページ)。

史実に照らせばおかしな記述もある。一九三四年は断種政策は始まったばかりで、「安楽死」はまだ問題になっていなかったはずである。シュトロープの供述が事実とすれば、これはかれの頭の中における記憶複合の結果であって、かれが司教を訪問し威嚇せんとしたのは、もっと一般的な反ナチ的言動のゆえではなかったか。しかしこの無骨無教養の親衛隊中将に「記憶に焼きついた」印象をあたえたガーレン司教の人柄は、それだけにまた、正直につたえられている。

思想としてのナチズムは本来無神論であった。あるいはナチズム自体が一つの代替宗教であった。したがってナチス統治下のドイツでは、ルター以来のドイツ人の信仰の自由を守る心が熾烈に作動した。宗派、会派により内部矛盾、自己矛盾はいろいろとあったろうが、全体としてはそうであった。そしてそれが、一九三九年の開戦以来、平和時からおこなわれていた断種政策にくわえて、戦争を口実とし奇貨とするユダヤ人虐殺、人身の不当な拘束、「安楽死」とナチスの蛮行がエスカレートしていくにつれて、「人権を守る叫び」としてあげられていったのである。

一九四三年七月十六日には、ドイツ・エバンゲリン教会のヴルム監督が、一九四四年三月十二日にはケルン大司教が、同じくヒトラーに対して抗議の声をあげている（前掲『ナチスドキュメント』二三二〜四ページ）。

3「ドイツ聴力障害新聞」から

ガーレン司教の抗議に先だって、一九四〇年、ミュンヘン大司教ファウルハーバーが法相ギュルトナーに抗議している。ガーレンの勇気ある行動はこのファウルハーバーの呼びかけにこたえたものである。ただしかれは、政治的には君主主義者であった。ベルリンの聖ルドウィヒ大聖堂首席司祭ベルンハルト・リヒテンベルクも「安楽死」に強く抗議し、のちに逮捕されてテーゲル刑務所に収監、のちダッハウ強制収容所へうつされる途中の一九四三年死亡している。

ドイツ的キリスト教であるプロテスタントはカトリックとことなり、ナチスに「近かった」のであるが、水晶の夜事件などナチスの反ユダヤ政策が露骨になるにつれて、それを容認できないとする「告白教会」派が結成され、その指導者は、元Uボート艦長の経歴を持つマルチン・ニーメラであった。シャイラーの日記から引用したフォン・ボーデル・シュヴィンク牧師はヒトラーが統一帝国教会の監督に腹心のルードウィヒ・ミュラーを任命しようとしたことに教会が抵抗し、選挙によって監督に選ばれ、後に左遷されて前記施設へうつっていたのである。

マルチン・ニーメラが強制収容所送りとなった後、ヴュルテンベルクの教会監督ヴルムが闘争の中心に立った。かれが「安楽死」に対する抗議を発したことは、すでに紹介の通りであるが、かれは翌年ユダヤ人殺戮に対しても抗議を発し、単に個人的な決断と勇気をしめすだけでなく、ボーデルシュヴィンクやファウルハーバーとも連絡をとり、また別の筋からゲルデラー、クライザウ・サークルの人々とも知己となり、単なるキリスト者の抵抗から、政治的抵抗の中へも足をふみいれていった。

このようなキリスト者の勇気ある発言と行動が当時のドイツでどのようにうけいれられていったかを確証するために、わたしは、白バラ学生抵抗運動のことにふれる予定である。

しかし、ドイツ聴力障害新聞一九八五年二月号に、目下の本稿の関心にも関連する記事が掲載されているので、ひとまずその紹介を先にする。

それは、西ドイツろう連盟の聴覚障害者にたいする無料交通パスの権利回復についての請願署名の紹介議員に、ブレメン州選出の社会民主党国会議員エルンスト・ワルターマス氏が選ばれ、ドイツ国会の国民請願審査委員会で説明にたつということ、同氏は特に、ナチス治下に断種手術を受けた聴覚障害者についてだけでも、早急に権利回復の必要があるということを強く主張する予定であることである。

ワルターマス議員は一九七九年以来、西ドイツろう連盟が一九三三年七月十四日の「遺伝性疾患を予防する法」によって断種された聴覚障害者の救済要求をとりあげはじめた頃から、この問題に強い関心を持ち、連盟の政治顧問格となっていた。同議員の主張は、ナチス治下に迫害をうけたと認定された者に、年額五千マルクの給付をふくむ賠償をおこなっている判定基準の中に、法によって断種をうけた者もふくめ、同時に無料パスも認めるべし、とすることにある。

同氏のこの主張の裏にはドイツ連邦共和国基本法（憲法）がその百三十九条に、「ドイツ国民を『ナチズムおよび軍国主義から解放』するために発布された法規定は、この基本法の規定によって影響をうけない」としていることを利用する戦術的な意図があるのかもしれない。しかし、無料パスの廃止の不当を訴え、その回復をはたらきかける運動で、ナチスの不法による犠牲者をまっさきにとりあげたことは、象徴的である。それがドイツ国民の戦争への反省と福祉の心にかなうことならば幸いである。ドイツ聴力障害新聞の同号では、同じく、今日西ドイツろう運動の大きな目標となっている、タイプ電話を聴覚障害者の補装具として認めよという要求について、一九八二年十月二七日、連邦民事裁判所が聴覚障害戦争犠牲者についての補装具として認めよと判決をくだしている例を報道している。

この一九八五年五月八日はドイツ国防軍最高司令部長官カイテル元帥がレーンスで無条件降伏文書に署名し、ドイツファシズムが最終的に打倒されてから四〇周年にあたる。モスクワでは盛大に記念式典が挙行された。ところが日本でそのことを報道したのは「赤旗」のみで、他のヨーロッパ諸国では如何なる式典が開かれたのかもふくめて報道もなく、却ってヒムラーの自決写真が戦後はじめて報道されたという、ロンドン六日付共同通信が大きく報道されたのみであった。

4　白バラ抵抗運動の学生

白バラ学生抵抗運動を叙述することが本稿の目的ではない。青年たちの裏にあったドイツ民族の、基本的人権と福祉の心を読みたいということである。しかし、そのためにもいちおうの事実経過は叙述しておかねばならない。

一九四二年の六月から、「白バラ通信」と題するパンフレットがナチスの本家本元であるミュンヘンを中心としてでまわった。東部戦線におけるドイツ軍の損失の真相、ドイツ国土の荒廃、占領地人民にたいするドイツ人の犯罪行為、とくにポーランドにおけるユダヤ人殺害などが指摘され、ナチスの戦争政策を痛烈に批判するとともに、多くの人びとが目醒め、レジスタンス運動に協力するようによびかけていた。

この通信の起草者はミュンヘン大学医学部学生のハンス・ショルとシュモレルであり、のちに二人の精神的指導者であったフーバー教授、フローブスト、グラーフ、ショルの妹ゾフィーなど十人あまりが集まった。一九四三年一月以降、第五、第六の「白バラ通信」が数千部作成され、ミュンヘンだけでなく、アウグスブルク、シュタットガルト、ケルン、ボン、フライブルクのほか、オーストリアのウィーン、ザルツブルク、リンツにも郵送された。同年二月三日以降、ミュンヘン市内の二〇カ所以上に「ヒトラー打倒」「自由」などのペンキの大書が見られた。それはショル、グラーフ、シュモレルのしたことであった。

二月十八日ショル兄妹は、大部のパンフレットを大学に持っていき、階段や窓のふちなどにおいた後、ゾフィー・ショルは大胆にも大学本館の中二階からのこりのパンフをまき散らし、警備員によって捕らえられ、仲間の学生も全員同日に逮捕された。ヒトラーは事態を重視し、悪名高い民族裁判所長官フライスラーをミュンヘンに急派して審理をいそがせた。

審理は二二日にはじまり、ショル兄妹とフローズストは同日死刑判決、夕方斬首された。その他の仲間の起訴は四月八日になり、フーバー教授とシュモレルは七月十三日、グラーフは十月十二日に処刑された。

以上が白バラ学生抵抗運動の経過である。「白バラ通信」を読んだドイツ人は数千人にのぼり、クライザウ・サークルの指導者モルトケはその一枚を持ってスカンジナビア地方を旅行し、ナチスの支配下にあったノルウェーの非合法誌にも転載されたという。ハンブルク大学でも「白バラ」の遺志をついで組織が作られ、そのうち三〇人の学生がゲシュタポに逮捕されたが、半数は連合軍によって釈放されたという（**中井晶夫『ヒトラー時代の抵抗運動』毎日新聞社**）。

現代のドイツ史論界で白バラ学生の評価は、青年たちの行動のあまりにも純粋無謀にすぎ、有為な人生の芽をみずから刈ったとして、指導者であったフーバー教授の責任をあわせて問う傾向にある。事実もまたその通りであろう。それは一方で、また、「青年たちの真に神々しいこの『死への疾走』は、いわば別な世代の志願兵によるランゲマルクである。そのいわば盲目的な妥当性は、いかなる合理的な思弁によっても論破することは出来ない」（**ジュースキント『白バラの日』**）という評をもよぶ。

この青年たちは、当時最も進歩的であったワイマール憲法下で、昂進する悪性インフレ、絶えざる不安定を繰り返す政局とドイツ民族としての屈辱感の中で物心つき、多感な少年時代を送っている。時代が少年たちの思考と感性にきざんだ襞《ひだ》と陰影の「反」がヒトラーユーゲント、「正」を証明したのがこれら白バラの学生たちであるとするならば、この青年たちの生育史の中にドイツにおける基本的人権と福祉の心の発達を読もうとするくわだても、あながちに無益ではないであろう。

ハンスとゾフィーのショル兄妹の父は、ヤークスト河畔のインガースタインとフォルテンベルクの町長をつとめた人で、プロテスタントであったが、宗教的雰囲気は弱い家庭であった。父は反ナチ的思想の持ち主で、しばしばゲシュタポの捜査をうけ、兄妹が相ついでヒトラーユーゲントにはいった時は悲しんだという。

ショル兄妹の思想の形成について、二人の姉インゲ・ショルはその回想の中で、一九四二年春ミュンスターのフォン・ガーレン司教が安楽死を糾弾した演説の抜粋がしばしばショル家の郵便箱にいれられており、ショルは深い心の動揺でこれを読んだということ、母の友人の一人がジュヴェービシュ・ハルの精神薄弱児童治療所の看護尼で、その訪問から子どもにたいする残虐な安楽死のことが話題となったことなどをあげている（インゲ・ショル『白バラは散らず』内垣啓一訳、未来社、二九〜三二、六五〜六六ページ）。

5　福祉と発達と国家のあり方を模索

クリストフ・ブローブストは「安楽死殺人」のことを聞いて、これにたいする嫌悪から医学を志すようになったという。かれの父は、比較宗教史やオリエントの言語学に通じた民間学者で、家庭にはナチスの国粋主義とは無縁の雰囲気があった。

ヴィリーグラーフは、ザールブリュッケンの敬虔なカトリックの家庭に生まれた。ことに社会福祉事業に献身していた母マリアから隣人愛の実践を学び、医学に志したのもそのためであった。かれの育ったザール地方は第一次世界大戦の結果、国際連盟の信託統治下にあったから、この地方の人々にはナチズムの影響は比較的弱かった。またかれは、東部戦線でドイツ軍のおこなっている残虐な占領政策とユダヤ人殺戮を眼のあたりに見て、国内では「安楽死殺人」を耳にし、ガーレン司教の勇敢な抗議のことも知っていたが、今行動に立つことの見通しについて悩みに悩んでいる。

白バラ抵抗運動の学生と「安楽死」との、ひいては基本的人権と障害者福祉の思想との関連は以上の通りである。しかし、ペトリは綿密な考証から、インゲ・ショルが連関づけたいと意図したショル兄妹の行動の直接の動機としての、ガーレン司教の演説や、ミュンヘン大管区指導者ギュスラーの悪名高い演説（後出）を否定し、直接の動機は学生相互の討議にあったのではないかとしている（C・ペトリ『白バラ抵抗運動の記録―処刑される学生たち―』関楠生訳、未来社、八一～八三ページ）。

わたしとても、これら学生たちの没我的な行動を、基本的人権と福祉の心につなぎたい。それがにつかわしい。しかし、過大評価は禁物であろう。何よりもかれらは、当時のドイツ青年たちの中でのエリートである。では、選良の大学生間での討議とは何であったろうか。

白バラ通信の第一号に次のような叙述を見る。「国家自体は決して目的ではなく、人類の目的を達するための一つの条件として重要であるにすぎない。人類のこの目的とは、人間の持つあらゆる力の養成、進歩にほかならない」（前掲『白バラ抵抗運動の記録』巻末資料、二六五ページ）。同じ第三号にもこのテーゼはくりかえされている。「しかし、どの文化の草創期にも、国家の前形態があったということを忘れてはならない。家族は人間そのものと同じくらい古く、この初期の共同生活から、理性を与えられた人間は国家を――その根底は正義、その最高の法はすべての人々の福祉たるべく国家を、作り出した。（中略）ただ一つ、はっきりと強調しておきたいのは、各個人には、個人の自由ならびに全体の福祉を確保する、有用で公正な国家を要求する権利がある」（前掲『白バラ抵抗運動の記録』二七〇〜二七一ページ）。

この文言《もんごん》を、一七七六年のアメリカ独立宣言の次の表現とくらべてみよう。

「……これらの権利の中には、生命、自由、そして幸福追求の権利が含まれる。これらの権利を確保するために、人びとの間に政府が設置されるのであって、政府の権力はそれに被治者が同意を与える場合にのみ正当とされるのである。いかなる形態の政府であれ、こうした政府本来の目的を破壊するようになれば、そうした政府をいつでも改変し、廃止することは国民の権利である」

アメリカ、フランスがブルジョワ・デモクラシーの政治理念として十八世紀末に民衆のことばとして高くかかげたことを、二〇世紀のドイツは、一部青年のひそやかな非合法文書の中にくりかえした。この「時代おくれ」と悲惨さは、かれらの師博であったクリト・フーバー教授においてさらに格調を低くする。

「……明確な法治的諸原則へ、法治国家へ、人間相互の信頼の回復へ、これは非合法ではなく、逆に合法性への回復である。わたしはカントの定言命令の意味において自問した。わたしの行動のこの主観的原理が一般的法則となるならば、一体どういうことが起こるかと。この問いに対しては、ただ一つの答えしかあり得ない。すなわちそうなれば、秩序、安全、信頼がわれわれの国家に、われわれの政治生活に、もどって来るであろう」（前掲『白バラ抵抗運動の記録』巻末資料三一二ページ）。

かれは陳述の結びに、フィヒテの美しい詩句を引用した。しかし権力がかれにたいして、その同じカントとフィヒテの引用をもってむくいたのは、ドイツのアイロニーである。民族裁判所の判決、「このような『教授』は、ドイツの教授たちのうちで偉大な義務の太鼓を打ち鳴らした先人フィヒテやカントから見れば、まさしく学術の汚点であり、数日前、本裁判と関連してこの汚点が払拭されたのはまことに正当である」（前掲『白バラ抵抗運動の記録』三二四ページ）。

6　すでにみなぎっていた反ナチ気分

「白バラ通信」の内容と文言表現自体が、ドイツ知識人に対する訴えであって、民衆に対する煽情宣伝文ではない。

戦中、RSHA（国家保安本部）のⅣB課に属し、絶滅収容所へのユダヤ人の輸送計画の責任者をつとめ、戦後アルゼンチンへ逃亡したが、イスラエルの公安機関によって、テルアビブに拉致されて裁判にかけられたアドルフ・アイヒマンも、自分はカントの道徳の格率、特に義務の規定にのっとって自分の行為をなしたと強弁した（ハンナ・アーレント『イスラエルのアイヒマン』大久保和郎訳、みすず書房、一〇七～一〇九ページ）。わたしたちはここにも、ドイツ人のぬきがたい非政治性とプロイセン的義務の観念を見る。

では、「白バラ通信」が暗黙の対象としたドイツ知識層はどうであったのか。

一九四三年六月、ミュンヘン大学創立四五〇周年記念式典が同大学講堂で挙行された。この式典には、シルクロードの偉大な探検家であり、ヒトラーも敬愛していた「地上最後の大探検家」、スウェーデン人のスヴェン・ヘディンも特別来賓として招かれていた。学生たちはこのヘディンや大学総長、ドイツアカデミー総裁などの祝辞にはあらしのような喝采をあびせたが、ナチスの領袖たちの祝辞には、氷のような沈黙をもって報いたという。わたしはこの事実を外ならぬフーバー教授の陳述書に読む（前掲『白バラ抵抗運動の記録』巻末資料、三一一ページ）。

学生たちのこの態度の裏には、その前におこなわれたショル兄妹とヴィリー・グラーフに対する処刑のこともある。しかしそれ以上に、同年一月十三日、大学祭に招かれたミュンヘン大管区指導者パウル・ギースラーの演説にあった。かれは次のようにのべたのである。

「……この国家の危急存亡の時に大学を、兵役を厭避する青年の溜まり場とすることは、党も国家も決して認めない。……とくに女子学生はこのような時には、徒に勉学に鞅々とするよりは、むしろ総統のために一子を儲けるべきである。もしも不幸にして器量に恵まれず、そうするための恋人を見付けることが出来ないという女子学生のためには、ナチス大管区が世話をしてもいい。……」

この前代未聞の女性侮辱にたいして学生たちは、一斉に口笛を吹き鳴らして抗議した。かれのこの演説は決して軽率な冗談からでたことではなく、ナチスのトップ指導者として知り得た秘密政策——もしも大戦がドイツの勝利に帰した暁には、戦争による恐ろしい人的資源の消耗を、短時日で回復するナチスの政策の不用心なほのめかしがあったのである。

この学生たちの憤激が、すでに実行されていた、生えぬきのゲルマン民族ドイツ人を集めたとされる親衛隊員向けの娼家「生命の泉」にも通じるものであろうが、一方での障害者に対する断種や「安楽死」に対しても反応したものであったかどうか、わたしは問いたい。しかし、障害者の基本的人権とまでいわずとも、より普遍的な愛と生命の尊厳に対する健全な倫理観は青年たちのうちに脈うっていたのである。これら学生たちをふくめて、反ナチス、反戦の気分感情はすでにドイツに彌漫《びまん》していた。戦局も決定的であった。

しかし、あらゆる犠牲をはらっても、ここぞと公然活動にいでる時でもまたなかった。白バラ学生たちの「疾走」が悲しまれる。もしもかれらが、その時をさること半世紀以上も前に、同じドイツ人である偉大な教師フリードリヒ・エンゲルスが「カント、フィヒテの哲学の正統の継承者はドイツの労働組合運動である」と誇らしく教えたことを理解していたならば、「死への神々しい疾走」にはうつらなかったことであろう。

全体にドイツ抵抗運動の根底には、「このままではドイツ民族は滅亡する」という危機感、「これが伝統あり名誉あるドイツ国防軍のすることか」という嫌悪感はあっても、ナチスの人種政策、障害者断種政策などを批判して、平和と民主主義と基本的人権への根本的な闘いから発した抵抗は少ない。その中にあって白バラ学生の抵抗運動は、わたしたちの期待にあたらずといえども、一番近いものをしめしそれが核心であったことは、それにたいする権力者のあわてぶりに何よりもしめされているように思われる。

一九四五年二月十九日、ヒトラーは、おそらくは総統官邸地下防空壕から無電で、ヘディン八〇歳の誕生日を祝った。同四月三〇日かれはピストル自殺。同五月七日、国防軍最高司令部長官カイテル元帥が無条件降伏文書に署名し、ヨーロッパの戦禍は終わった。

10 ニュルンベルク裁判

1　被害認定と年金保障

戦禍はやんだ。

この後は、ナチスのおこなった戦争犯罪、ユダヤ人殺害、障害者断種、「安楽死」等についてどのような裁きがおこなわれるかということが問題になる。

こと細かな経過ははぶく。一九四五年二月、ルーズベルト、チャーチル、スターリンの米・英・ソ三巨頭はクリミア半島のヤルタに会見し、戦後のドイツの処理と国際関係について会談し、次の基本合意にたっした。

ドイツを占領地区に分割する。連合国管理委員会を作る。すべての戦争犯罪者を法廷にひきだし、すみやかに処罰する。ドイツを完全に武装解除する。ドイツ軍国主義と国家社会主義を破壊し、ドイツが再び世界平和を乱すことがないように配慮する。

この巨頭会談の結果は、以上三国およびフランス共和国臨時政府の代表をくわえた、外相級の実務協議に移され、同年八月八日のロンドン協定として結実し次のように規定された。

「第一条　個人として訴追されるかまたは組織または集団の構成員、もしくはこれら両者の資格において訴追されるかを問わず、特定の地理的制限を有しない犯罪を犯した戦争犯罪者のために、ドイツ管理理事会と協議の上、ここに国際軍事裁判所を設立する」。

また、前文に次のように規定した。「また、占領されたヨーロッパ諸国におけるドイツ軍の残虐行為に関する一九四三年十月三〇日のモスクワ宣言が残虐行為及び犯罪行為に責任を有し、またこれに任意に参加したドイツ軍将兵及びナチ党員は、解放された諸国及びそれらの諸国内に創立されるべき自由な政府の法令により裁判され、かつ処罰されるため、かれらの憎むべき行為のおこなわれた諸国に送還されるべきである旨を規定していることにかんがみ……」。

一九四三年十月三〇日、合衆国国務長官コーデル・ハル、イギリス外相イーデンはモスクワに会し、ソ連邦外相モロトフとともに三大国外相会談をもち、「ドイツの残虐行為に関するモスクワ宣言」を起草し、ドイツの戦犯を「正義を貫くために地の果ての隠れ家までも追求し、原告となる国に引き渡すであろう」と決意を表明、これにルーズベルト、チャーチル、スターリンが署名していた。

国際軍事裁判所規約は同じく、ドイツ戦犯を裁く基準として、その第六条に、（a）平和にたいする罪、（b）戦争犯罪、（c）人道にたいする罪と三つの基準を示した。われわれの問題に直接に関連するのは（c）であり、それは次のように規定された。

「すなわち、戦前もしくは戦争中に、すべての民間人に対して行われた殺人、殲滅、奴隷化、追放及びその他の非人道的行為、又は犯行地の国内法の違反であると否とを問わず、本裁判の管轄に属する犯罪の遂行として、もしくはこれに関連して行われた政治的、人種的もしくは宗教的理由に基づく迫害行為」

かくて一九四五年十一月二〇日、ニュルンベルク国際軍事裁判法廷が開廷される。全世界の目がそそがれる中でソ連代表検事ロマン・ア・ルデンコ陸軍中将は、冒頭論告でこの裁判の「きわめて歴史的な意義」を評価して次のようにのべた。「われわれはここにはじめて、被告人個々人のみならず、被告人たちがもたらした制度や組織および人間蔑視のその『理論』と『思想』をも裁くのである。それらは世界と人類に対して早くから計画されていた犯罪を実現するために被告たちが着々と準備して来たものである」(『国際軍事裁判記録』第十巻。但し引用は、フシビルスキー『裁かれざるナチス』宮野悦義・稲野強訳、大月書店、四一ページ)。

その一カ月前に各被告に渡された検事論告は、被告にたいする訴因を、裁判規約の（a）をさらに二つに分けて、次の四つのカテゴリーとしていた。（a）平和にたいする罪、（b）共同謀議の罪、（c）戦争犯罪、（d）人道にたいする罪。共同謀議罪とは主としてアメリカ刑法の概念で、同国のギャングのとりしまりに実効を発揮した規定である。

本書の元となったものは日本聴力障害新聞の一九八二年八月号に、当時西ドイツろう連盟の運動としてとりくまれていた戦争中の断種政策の被害者を、ナチスの蛮行による被害者として認定し、規定されている年額五千マルクの年金を支払えという運動を、反核平和特集として紹介したことである。

ニュルンベルクの戦犯が何を罰として裁かれ、いかなる刑量で判決されるかということは、一方では何を戦争とナチスの蛮行による被害と認定するかにつらなる。言をかえていえば、ニュルンベルクの十三階段への道は、被害の認定と年金保障へもつらなっていた。本書はもっぱらこの関心からのみ事実を選択し、同裁判の短い要約をする。

2　内相フリックの罪重く

ニュルンベルク裁判は一九四六年九月三〇日に結審し、主要戦犯として起訴された二四名の被告中、二二名に判決がもうしわたされた（被告の一人ロベルト・ライは裁判前に自殺、クルップ財閥の当主、グスタフ・クルップ・フォン・ボーレン・ハルバッハは「病気」で免責）。

起訴から結審までの十一カ月の間に四〇三回の公開法廷が開かれ、三三八人が証人台に立った。内訳は、

検察側	三三人
被告側	六一人
調査による証人	一四三人
組織に関する証人	一〇三人

である。宣告された判決は次の通りである。

総統後継者、国家元帥、空軍司令官ヘルマン・ゲーリング、絞首刑（ただし執行前に自決）。

副総統兼無任所相ルドルフ・ヘス、終身刑。

外務大臣ヨアムヒ・フォン・リッペントロップ、絞首刑。

国防軍最高司令部総監、ウィルヘルム・カイテル元帥、絞首刑。

国家保安本部長官エルンスト・カルテンブルンナー、絞首刑。

ポーランド総督ハンス・フランク、絞首刑。

東方占領地域相、哲学者アルフレート・ローゼンベルク、絞首刑。

内務大臣ウイルヘルム・フリック、絞首刑。

反ユダヤ新聞「デル・シュトルマー」編集長ユリウス・シュトライヒヤー、絞首刑。

経済相ワルター・フンク、終身刑。

前経済相、国立銀行総裁ヤルマール・シャハト、無罪。

海軍大臣、海軍総司令官カール・デーニッツ、禁錮十年。

海軍元帥、前海軍総司令官エーリッヒ・レーダー、終身刑。

ドイツ青年運動指導者バルドウル・フォン・シーラッハ、禁錮二十年。

チューリンゲン大管区指導者兼労働力利用長官フリッツ・ザウケル、絞首刑。

国防軍最高司令部策戦部長アルフレート・ヨードル大将、絞首刑。

総統官房長官マルチン・ボルマン、（欠席裁判のまま）絞首刑。

元ドイツ共和国首相、ヒトラー内閣副首相フランツ・フォン・パーペン、無罪。

オランダ占領地域行政官アルツール・ザイスインクヴァルト、絞首刑。

軍需相アルベルト・シューペア、禁錮二十年。

ボヘミア・モラビア保護領総督コンスタンチン・フォン・ノイラート、禁錮十五年。

宣伝省ラジオ放送局長ハンス・フリッチュ、無罪。

自殺したゲーリングと欠席裁判のボルマンを除いて、十一名の被告が十月十六日午前一時、十三階段をのぼった。われわれのここに追求する関心から、もっとも重い罪を十三階段に償《あがな》ったのは、内務大臣ウィルヘルム・フリックである。

一八七七年生、法学博士。一九一七年から二五年までミュンヘン警察本部の判事補兼地方官吏をつとめ、とくに一九二三年十一月八日の「ヒトラー一揆」の時は警察本部長として、まだ若いナチスとヒトラーに封助の手をさしのべ、ヒトラーとともにランツベルク刑務所に収監。二七年ナチスより立候補して代議士となり、三〇年の選挙でチューピンゲン州の内相、文相となり、ナチスの中では誰よりも早く大臣の椅子をしめるとともに、党国会議員団団長。三三年ナチスの政権獲得とともにヒトラー内閣の内務大臣となり、邦および各ラント（州）の強大な官僚機構を、ナチズム支配に「強権的同質化」していく仕事の先兵的役割を果たし、ヒトラーの国内掌握に第一級の貢献をした。

チューピンゲン州の内相、文相時代には教授たちの反対をおしきって、イェナ大学に「人種学」の講座を設けさせた反ユダヤ主義者であった（**G・プリダム『ヒトラー権力への道』垂水節子・豊永泰子訳、時事通信**

社、二四四ページ)。かれにたいする判決の要旨を抜粋する。

「フリックは常に過激な反ユダヤ主義者として、ユダヤ人をドイツの生活・経済から閉め出す目的を持つ数多くの法律を起草し、署名し、実施した。かれの活動はニュルンベルク法の基礎をつくるにあり、その実施に当たっても活動した。(中略)

本判決の別の場所にて取り扱われた、安楽死の実施された私立病院、治療所、精神病院は、戦争中フリックの管轄下にあった。精神病患者、病人、老耄者が〝徒食者〟として組織的に殺されたことを、フリックは承知していた。この殺害に対する苦情をかれは受けたが、それを禁止するための措置はとらなかった。チェコスロバキアの戦犯委員会報告の中では、犠牲となった精神異常者および老人の数は二七万五〇〇〇人と推定されている。これらの人々の福祉をはかることこそ、かれの責任だったのである」(ウエルナー・マーザー『ニュルンベルク裁判』西義之訳、TBSブリタニカ、三二一～二ページ)。

かれのさいごの言葉は、(声高く)「永遠なるドイツ万歳」であった。

3 「ホスバッハ議事録」採択の意味

フリックにたいする判決は「安楽死」にかかわった医師などの「非」主要戦犯を後日断罪する一つの判例となった。しかし、ニュルンベルク裁判は、戦争、人道、平和における罪にたいする「共同謀議罪」の成立について、別の判例をのこしてしまった。それは、そもそもこの共同謀議がいつから始まったものとの解釈にたつべきかという問題である。検察側はこの共同謀議の成立を、一九一九年のナチス党結成の年にさかのぼることを主張した。しかし裁判官側はこの主張をのけて、その成立を一九三七年十一月五日以降とした。裁判はこの日をヒトラーの侵略戦争の意図が決定的に固まった時としたのである。それには裁判中に発見された四つの重要文書の一つ「ホスバッハ議事録」を判断の根拠とするものであった。

同年同月同日、夕刻十六時十五分から二〇時三〇分まで、ヒトラーはドイツ国防軍の首脳と外務大臣フォン・ノイラートを総統官邸に招き、ヨーロッパ戦争計画に関する自分の重大決意をはじめてうちあけた。この席に出席したのは、国防大臣、陸軍元帥フォン・ブロンベルク、陸軍最高司令官、陸軍上級大将フリードリッヒ・フォン・フリッチュ、海軍最高司令官、海軍大将、名誉博士レーダー、空軍最高司令官、陸軍上級大将ゲーリング、外務大臣、男爵フォン・ノイラート、陸軍大佐ホスバッハの六名。この日のヒトラーの演説の内容は、同席のホスバッハ大佐の手によって文書記録としてまとめられ、ニュルンベルク裁判にさいして重要証拠物件として「発見」された。ゆえに、ホスバッハ議事録の名がある。

ヒトラーが、いならぶ陸・海・空三軍の総帥を前に演説したことは、ヨーロッパ侵略戦争計画に関して、かれの懐いていた胸中をはじめてあきらかにしたもので、それまでのドイツの外交政策の基本にあったものを説明したものであった。ほとんど一人でしゃべったとされるかれの演説の内容を、もっとも短く要約する。

今や八千五百万のドイツ民族は、その生存のための空間（レベンスラウム）を必要としている。また、それを要求する権利があることは、ヨーロッパの史実に照らして明確である。刻下の情勢の中でそれをもとめようとすれば、東ヨーロッパ（オーストリア、チェコスロバキア）しかない。しかし、ドイツがそれを実現しようとすれば、西ヨーロッパ（フランス、イギリス）とロシアとの衝突を考えないわけにはいかない。ゆえにこの政策の実行は、ドイツの軍備が、これら列強に対して相対的優位を保っている時期に、電撃的作戦をもっておこなう以外ない。

独裁者の決意は不退転であった。この決意に難色をしめした国防大臣ブロンベルクと陸軍最高司令官フリッチュは、ほどなくその職をおわれて左遷された。この左遷劇そのものが、なまなかな小説よりも面白い権謀術数劇そのものであるが、本書はそこまでのべる立場にはない。読者にして、もしその詳細を知りたいと思われるならば、W・シャイラー『第三帝国の興亡』（第二巻、井上勇訳、東京創元社刊、一一一ページ以降）が恰好の読み物であり、「ホスバッハ議事録」そのものは、W・ホーファー『ナチスドキュメント』（救仁郷繁訳、ぺりかん社、二五八〜九ページ）に収録されている。

左遷劇のおよそ静まった後、外務大臣もおべっか者のヨアヒム・フォン・リッペントロップになっていた。一九三八年二月二日、ヒトラーはラジオ放送を通じて、後に世界に有名となった国防軍最高指令部（O・K・W）の創設をつげ、自らその司令官となり、陸・海・空三軍の統率権をその手ににぎった。二月五日、ナチスの機関紙フォルキュッシュ・ベオバハターは一面トップ見出しを「総統の手にすべての権力の最強の集中」とした。

ゆえにニュルンベルク法廷が、この日をもってナチスの戦争、平和、人道の侵害への共同謀議のはじまりとしたことには一定の根拠がある。

しかし、そのことによって同時にまた、一九三三年の「ドイツ民族を遺伝性疾患から予防する法」と、一九三五年の「ドイツ国公民法」、「ドイツ人の血とドイツ人の名誉保護のための法」にもとづいた障害者の断種政策やユダヤ人の迫害は、ニュルンベルク裁判における訴追の枠外におかれ、被告等のドイツ国民としてのドイツ国法にもとづく裁きにゆだねられることとなった。しかもその戦後ドイツはドイツ連邦共和国（西ドイツ）と、ドイツ民主共和国（東ドイツ）にわかれ、政治力学を別々にすることとなった。それが、「ホスバッハ議事録」が障害者にたいして持った一つの意味である。

4　勝者が敗者を裁いた

ニュルンベルク裁判の開廷にあたって、裁判長ローレンス卿（イギリス）は次のようにのべた。

「今まさに開かれようとする裁判は、世界の司法史上独自のものであり、地球上の数百万の人びとにとってきわめて重要なものである。このような理由からこの裁判に参加するすべての人びとは、法と正義の神聖な原則にしたがって、恐れも依怙贔屓もなく、その義務を果たす厳粛な責任を負わされている」

この裁判で確立された原則は、例えば一九四八年十二月九日国連総会採択のジェノサイド条約（集団殺害の防止および処罰に関する条約）などに継承された。しかし、ニュルンベルク裁判自体は決して「法と正義の神聖な原則」をつらぬいたものでもなく、極端には、勝者が敗者をこらしめ、見せしめにする裁判でしかなかった。また、客観的にはそうでしかありえない複雑な国家間の利害の対立と、戦争技術の発展があり、それは今日にいたるも継承されている。

戦争犯罪も平和にたいする罪も同裁判の創出ではなく、すでにハーグ協定やジュネーブ協定に国際法上の規定を見いだしている。それは主として、捕虜虐待と民間人にたいする戦闘類似行為を禁止している。しかしそのような規定でナチス戦犯を裁いたならば、広島と長崎に原爆投下を命じたトルーマン大統領の責任はどうなるのか。ドレスデン大空爆をおこなった連合国側の責任はどうなるのか。東京大空襲しかりである。返り血をあびることなしに人を斬ることはできない。後年アメリカは、一九六八年三月十六日、南ベトナム北部のソンミ村ミライ部落で、婦女子をふくむ無抵抗の村民多数を虐殺した。アメリカはアメリカ師団所属第十一歩兵旅団第一大隊C中隊の隊長カリー中尉を軽微な罪に付したことによって、ニュルンベルク裁判も勝者の敗者に対する裁判にすぎなかったことを自ら証明したのである。

法は一方的に適用しては不正義になる。しかし同裁判の不正義はこれのみにとどまらない。戦前のドイツをめぐる欧米外交史の中にもまた見いだされる。

読者はすでに紹介した聴覚障害画家ダビッド・ルードウィヒ・ブロッホが、ダッハウ強制収容所から釈放されたものの、なぜ直接にアメリカへ渡らないで、やがて日本軍に占領される運命にある上海へなど渡ったのかと、いぶかしく思われたことであろう。それはアメリカの移民制限法があったからである。この法律にもとづいて、当時のドイツからアメリカへの移民の数は二五、九五七人に制限されていた。ドイツの強制収容所のことはアメリカに十分につたわっていたにもかかわらず、アメリカはこの制限をとこうとしなかった。後になって人道にたいする罪を説き、ユダヤ人虐殺を非難するなら、なぜこの時アメリカは、殺到するユダヤ難民にたいして門戸を開放しなかったのか。

ニュルンベルク裁判のもう一つの不正義は、経済人の罪をほとんど裁かなかったことである。強制収容所でユダヤ人を、すぐガス室送りの者としばらく労働させる者に仕分け、直接殺人を指揮し手をくだした者は大なり小なり罰された。しかし根本的にかれらをそうさせたものは、収容所の労働力に目をつけたドイツの独占大資本である。

マルクスとエンゲルスは悲惨な資本の本源的蓄積過程を研究し、労働者の賃金はその個体を維持するかつかつの所で定められると指摘したが、二〇世紀にこのようなことは予測もしなかった。ここで労働者の命は長くて二カ月であった。

というのはそれだけの超高度の搾取で戦時下のドイツ独占資本は肥え太っていったのである。その最も有名なのはアウシュヴィッツに人工ゴム工場を投資したI・G・ファルベン社で、同社の投資は最終的に七億マルク（時価約一千億ドル）におよび、収益は一九四三年で八億二千二百万マルクに達した。本書の目的ではないので、くわしい叙述はしないが、ただ一つのことにだけ読者の注意をむけておきたい。

第九回世界ろう者会議報告書『世界の仲間たち』の一一二ページに、西ドイツのジーメンス社の教育機器展示の写真が載っている。一九六七年ワルシャワでの第五回会議の展示でもわたしも同社を見た。このジーメンスも戦争中、アウシュヴィッツとルブリンに工場をもうけ、鬼畜の超高度搾取で肥え太った大企業の一つである。戦時にあっては死の商人、平和にあっては補聴器と福祉教育機器のセールスマン。

ああ。浮世のならいであろうが、パレルモでそれを見るよりも、ワルシャワで見せつけられる方がわたしには、はるかにグロテスクな歴史のアイロニーであった。

11 追及、犯罪人の戦後史

1　L・コンティ自殺す

一九四五年十月はじめ、ニュルンベルク裁判にかけられる予定の主要戦犯は、それまで収容されていたルクセンブルグのモンドーフのパレス・ホテルから裁判所裏に急造された戦犯刑務所へうつされた。そこで事件がもちあがった。十月六日、監視の目を盗んで、戦犯容疑者の一人内務省保健局長全国医師指導者、親衛隊中将レオナルド・コンティが自殺したのである。椅子に乗り窓の鉄格子にタオルを巻きつけての縊死だった。

この名前を読者もおぼえておられると思う。一九四〇年、キール市在住の聴覚障害者ヘルマン・ゾンメルの五人の子どもの断種を命ずる判決についての必死の訴えを却下し、ミュンスター司教クレメンス・アウグスト・フォン・ガーレンの一九四一年七月二三日付の安楽死を弾劾する文に名ざしで批判されているレオナルド・コンティである。

この十九日のちの十月二五日、ドイツ労働戦線の指導者ですでに起訴状をうけていたロベルト・ライが同じく自殺した。独房監視用のぞき窓の死角となっているトイレの水洗レバーを使っての縊死だった。ライの自殺をきっかけとして独房監視が強化された。

十一月二〇日に開廷された裁判の被告席は四つが空席となっていた。このライと病気免責のグスタフ・クルップ・フォン・ボーレン・ハルバッハと、この日から十六日間病気入院で欠席したカルテンブルンナーと行方不明のマルチン・ボルマンである。コンティの「空席」はなかった。二人の自殺者の一人は裁かれなかった。それはなぜなのか。

主要戦犯の「主要」とは、そも何を基準としての主要だったのか。人間的にはとるにたりないアルコール依存症患者ロベルト・ライの自殺を記述した歴史書は多いが、コンティの自殺にまでふれた文献は少ない。世紀の裁判の主要とは、ヒトラーの閣僚は言うにおよばずとも、少なくとも、大臣と同じ権限を認められていた十三人のライヒスライターたち、四三人のナチス大管区指導者たちに、このコンティもふくめた側近筋もふくまれてしかるべきであった。

一九三〇年九月八日、ＳＡ（ナチス突撃隊）東部地区指令部付の上級軍医将校であったコンティは、上司の司令官ワルター・シュテンネスが党内クーデターの陰謀をめぐらしていることを、党首ヒトラーに「内通」して、党の危機を未然に防ぎとめた。これによってその忠誠をヒトラーに認められ、政権奪取とともに医者としてのぼりうる最高のポストにひきたてられた。それはまたしかし、ナチスが人種と障害者にたいしておかした背徳没倫に、医の最高指導者として首までつかっていくことであった。

このコンティについて、著名な第三帝政史家トレヴァ・ローパー教授は「コンティの如き藪医者が……」とにべもない(『ヒトラー最期の日』)。しかし別の資料には、自殺にいたる短い拘留期間中にかれは、一九三九年九月一日のヒトラーの命令——医師の権限を拡大するむねの「安楽死」実施命令——は、当初自分の所へ持ってこられたものであるが、自分は、「かかる重大な命令はどうか文書でいただきたい」と抵抗したので、ヒトラーは怒ってブラントとブーラーの所へ持っていったのである、と言いのこしている。また、ハインツ・ヘーネ『髑髏の結社—SSの歴史』(森亮一訳、フジ出版)の断片的なかれについての記述を見ても、かれは人種思想に関しては、ナチスの中でも穏健派に属していたのであろう。かれの一九四〇年八月三〇日付の聴覚障害者ヘルマン・ゾンメルあての返信の文面を見ても、なにがしかのかれの人情をつたえるものなしとは言えない。

かれを自殺においやったものは、ことここにいたっての良心の呵責であったろうか。あるいは裁きの庭にひきすえられる戦慄であったろうか。いずれにしても、人類史上まれな血まみれの犯罪をおかし、幾百千万の悪鬼と怨霊にとりつかれながら、裁きの庭で決着をつけてもらうか、あくまで逃げおおせようともがくか(また、首尾よく逃げおおせ)、知らぬ顔の半兵衛をきめこもうとした者にくらべて、コンティは自分で自分の行為について決着をつけたのである。

以下しばらく、本書で名前をあげてきたわたしたちの「主要」戦犯を中心として、身体障害者の断種と「安楽死」にかかわった者たちの戦後史をたどってみる。

ヒトラーが「安楽死」殺人の実行を命じた一人、フィリップ・ブーラーも自殺した。もう一人の医師カール・ブラント（ヒトラーの主治医）は、安楽死の事務統轄者をつとめたワルター・ブラックとともに、一九四七年八月二〇日、ニュルンベルク継続裁判のアメリカ法廷で死刑を宣告され、一九四八年六月二日、かつてヒトラーも収監されていたランツベルク刑務所で執行された。

2　「ニュルンベルク法」のお膳立て——戦後は内閣の官房長官

安楽死専門医のパウル・ニーチェ教授も、一九四八年七月七日ドレスデン高等裁判所で死刑の宣告をうける。外科医カール・ゲープハルトも同じく処刑される。

こう書いてくると、犯罪人たちはそれぞれに、正当に断罪され処罰されたかのように読める。しかし、事実は決してそうではない。一九六二年五月二九日、イスラエル控訴院（最高裁判所）から、一審判決（一九六一年十二月十五日、イエルサレム控訴院）を確認され、死刑の確定したアイヒマンは、残された最後の道であるベン・ズヴィ元首にたいする特赦願をだし、その回答をまっている間に、記者団の質問に答えて次のようにのべた。

苛斂誅求《かれんちゅうきゅう》と虐殺のいわゆる法的な基礎を、とりわけ自らの作った法律によって設定した人々はたくさんいるが、かれらは私などよりずっと高い地位にいました。勿論こうした人々の中にも——これは是非言っておきたいと思いますが——命令を受け取るだけの人間も幾人かはいました。そういう人々を私は怨んではおりません。しかしこの人々は私に有利な証言をしないまでも、私があの巨大な機械の小さな歯車にすぎなかったと確認してくれることは出来たでしょうに。（ピェール・ジョッフロワ、カリン・ケーニッヒゼーダー共編『アイヒマンの告白』大久保和郎訳、番町書房、二九七～八ページ）

この控訴審でアイヒマンの弁護人に立ったセルベティ博士は、証人として当時西ドイツのアデナウァー内閣の官房長官であったハンス・グロープケを申請した。これは証人としても適格であったが、それ以上に西ドイツ政府をして、アイヒマンの身柄引き渡しを請求させ、かれにとって勝ち目のないイスラエルの法廷から西ドイツの法廷にうつすことに政治的ねらいがあった（ハンナ・アーレント『イエルサレムのアイヒマン』大久保和郎訳、みすず書房、一四ページ）。

しかし西ドイツ政府は、国際法的にも違法な、金大中事件もどきのアイヒマン誘拐に抗議することも、ドイツ人としてのアイヒマンのドイツ国法にもとづく裁判権も主張せず、かれの運命をイスラエルの法廷にゆだねた。アイヒマンの告白は処刑の日を前にしての本国政府の仕打ちにたいする怨みである。

ハンス・グロープケはナチス戦犯に価する前科をおいながら、断罪されなかったどころか、一九五三年から一九六三年まで、戦後西ドイツのアデナウアー内閣の官房長官として世に時めいた。ワイマール共和政時代からカトリック中央党の役員としてプロイセン内務省に入り、ナチス政権下でも内務省参事官として重用され、ニュルンベルク法の立法に参画しただけでなく、一九三六年「人権主義立法へのコメンタール」という著をあらわし、本物のナチスよりも厳しい同法の行政解釈をしめした。

また、ドイツ在住のユダヤ人は「イスラエル」または「サラ」というミドルネームをつけねばならないという秀逸な法律を思いついた人物でもある。かれがナチスであったかどうかは、「名目だけの党員だった」というニュルンベルク裁判でのかれの陳述もあるし、一九四一年になって入党を志願したが、党の方がかれと中央党とのつながりを承知していて拒否した（山口定『ナチ・エリート』中公新書、一七三ページ）ともいうし、親衛隊の名誉隊員であった（ハンナ・アーレント、前掲書）ともいう。

いずれにしてもかれは、ニュルンベルク裁判では被告席に座るどころか検察側証人として出廷し、未決拘留期間に該当する軽微な禁固刑に処せられただけで戦後政界に返り咲きを認められた。

かれの弁護人のシュミット・ライヒナーがグロープケに、「なぜ安楽死担当官に疑問を提起しようとしなかったのか」と問うた時、かれは首をすくめて答えた。「でも、あなたも質問なさらなかったに違いありません」（フシビルスキー『裁かれざるナチス』宮野悦義・稲村強訳、大月書店、一一六ページ）。そうだ、グロープケくん、そういうあなたの下で、「それはわたしを殺してから後にしてください」と言った医者もいたのだ（インゲ・ショル『白バラは散らず』内垣啓一訳、未来社、六六ページ）。

かれのこのふてぶてしい態度の裏には、首相コンラート・アデナウアーの磐石の庇護がある。山口定氏は、かれが旧カトリック中央党のかくれ党員としてドイツ内務省の奥深くはいりこみ、カトリック関係者を守ったのであり、そのことをアデナウアーもよく知っていてかれを重用したのである、と言っている（前掲『ナチ・エリート』）。それも認めよう。しかしそれは同時にかれが、ユダヤ人と障害者の人権を反古にしてキリスト者を守ったということであり、同時にまたそれは、かのフォン・ガーレン大司教をはじめ

「安楽死」に抗議したキリスト者たちの勇気と心情の根源のまさにその逆でないか。

3　激化する東西冷戦の構図

自殺した者も処刑された者も、その後の歴史に照らせば、少しばかり早すぎた「不幸」であった。わずか二、三年の後、連合国政府の寛容によって、かれらは釈放され医業を再開することができるはずであった。その後も情け深いドイツ法廷は同様な罪に問われていた数百人の医師に再開業を許したのである。

事態が、このように展開したのも結局は、裁判も政治だという論理であり、その具体的な内容は、東西冷戦の展開である。できるだけ短く項目列挙的に要約をする。

終戦一年後の一九四六年三月五日、アトリー労働党内閣に政権の座をゆずり、野にあった下院議員ウィンストン・チャーチルは、招かれたアメリカのフルトン大学での講演で、有名な「鉄のカーテン」演説をおこない、世界的な波紋をよんだ。翌一九四七年三月十二日、アメリカ大統領トルーマンは、議会における大統領教書でいわゆる「トルーマン・ドクトリン」を表明。その後のマーシャル・プランで百二十億ドルを投じての西ヨーロッパの経済復興と軍事「援助」にのりだした。翌一九四八年一月三〇日、ガンジー・インド首相が暗殺された。同年九月九日、朝鮮民主主義人民共和国が成立した。一九四九年九月二四日、ソ連邦はアメリカと並んで原爆を保有していることを宣言した。一週間後の十月一日、毛沢東は北京の天安門から、中華人民共和国の成立を全世界にむかって宣言した。七億の人口が社会主義体制にのみこまれた。

連合国最高司令官ダグラス・マッカーサーの対日政策も、「極東のスイスたれ」から「アジアにおける反共の防波堤」に変貌し、ＭＳＡ協定による援助、警察予備隊の発足と、日本国憲法のなしくずし空洞化がはじまった。一九五〇年、朝鮮戦争の勃発。その特需による日本経済復興のスプリングボード。五一年十月、対日講話条約と日米安全保障条約の締結によるアメリカの極東軍事戦略への日本くみこみと、歴史は展開していく。

同じ程度にアメリカの対欧政策も変化した。アメリカは対欧外交の主要枢をアトリーのイギリスとド・ゴールのフランスから、対共産圏最前線の西ドイツにきりかえた。「ボンの笛吹き」のコンラート・アデナウアーが踊りはじめ、西ドイツ経済の奇蹟の復興がはじまった。かれの最側近が実質ナチス戦犯であったことはすでにのべた通りである。

以上の政治的経過をわれわれの関心にひきなおしてもういちどのべる。

戦後アメリカがもうけたＣＩＣ（防諜部隊）の機能もいつの間にか、ナチス戦犯の追及から対ソ防諜スパイにきりかえられた。Ｖ1、Ｖ2号の開発に従事した科学者、技術者のうばいあいから、ナチス戦犯とわかっている者の対ソ逆スパイとしての雇用まで、ＣＩＣの機能は変化した。

西ベルリンのアメリカ地区コックチェイファー・アレーにある、四千四百万人のドイツ人の「逃れることも消すことも出来ない厄介な記録」のあるベルリン文献センターの門戸はひたと閉ざされた。もしもこれが全部公開されたら、西ドイツの政治経済、学術、文化、教育の全分野にわたって大パニックがおこっていたはずである。「水滸伝」とはあべこべの筋である。

一九四九年六月六日と七月二一日の二度にわたって発せられた行政命令によって、ナチス犯罪人の訴追の司法権は、軍からアメリカ合衆国高等弁務官ジョン・J・マックロイにうつされた。一九五〇年四月、ニューヨーク最高裁判事とニューヨーク保釈審査委員長と、国務省法務官の三人の減刑委員会が隠密裡にドイツに派遣され、ナチ戦犯処罰のシステムを全面的に再編成すべきことを、マックロイに勧告した。同じ頃、連邦共和国（西ドイツ）首相アデナウアーは共和国の軍事分担と戦犯の処遇の関係を調査して意見書を作成せよと委託した。委託されたのは、ヒトラー輩下の将軍ハンス・シュパイデルである。かれはこう結論する。「……戦犯の恩赦とドイツ軍人に対する名誉毀損の停止が、一切の前提である」。

同年一月九日、このシュパイデルを含む超党派のドイツ代表団がマックロイを訪れ、減刑委員会の勧告をうけいれるように要請。一月三一日にマックロイは広汎な恩赦令を指令。クルップ財閥の当主アルフリート・クルップは釈放されただけでなく全財産を返却してもらった。ドイツ経済の奇蹟の復興をもたらすために必要とされていた産業人は全部釈放された。ナチ時代に罪深い法衣をまとっていた者も釈放され、再び法衣をまとった。その結果については後述する。これでアメリカの足許を見透かしたドイツは、マックロイに対する圧力を強化し、すでに死刑を宣告されてランツベルク刑務所へ収監されていたＳＳの犯罪人二八人への減刑をせまり、うち二一人を減刑させた。

4　拮抗する進歩と反動

一九五五年五月五日、「移管の条約」と通称される公式の条約によって、連合国はナチス犯罪人処刑の分野における裁判権をドイツ政府に委任してしまった。ナチ戦犯の追及はますます、だれもが正義として口にはするが、それを実際に手がけることはよくないこと、というように、戦争体験風化の過程をたどっていった。

ただ、その間の事情が日本とは少しことなっていたことに、説明をつがねばならない。例えばすでにのべた、グロープケのふてぶてしい答の根底をわたしは、首相アデナウアーの庇護として説明したが、文献によれば、弁護士ライヒナー自体がヒトラー治下の法務省につとめた者であり、その法務省こそ「安楽死」について、拘束力のある法としての体裁をあたえたところであり、グロープケ自身そのことをよく知っていたからである。

原告、検察、被告、裁判官自体が、八千万人総ナチスといわれた過去をせおって、それ以上追及すれば思わぬ証言が飛びだして返り血を……という三すくみ、四すくみの状況におかれていたのである。

そういう状況を背景として、カメラーデンヴェルク（戦友救済会）とかオデッサとかいう地下組織が結成され、戦犯容疑者の国外逃亡を援助するとか、不幸にして検挙されたばあいには、裁判で不利な証言をしないうちに「消し」てしまうという、やくざ、暴力団もどきの活動を展開していた。ドイツの戦犯追及はますます風化していった。

国際法およびニュルンベルク軍事裁判規約は、戦争犯罪と人道にたいする犯罪について時効はないとしているが、西ドイツ刑法によれば、ビスマルク時代に規定された条項によって、故殺・不法監禁等の犯罪の時効は十五年である。ナチスの犯罪人にたいしてこれを適用すれば、一九四五年五月八日の終戦から起算して、すべての犯罪人の犯罪は、おそくとも一九六〇年五月八日で時効になる。しかし、ドイツ国内・国外の広汎なナチス犯罪追及の世論を前にして、実質ナチス戦犯を閣僚にかかえる西ドイツ政府もあえてその解釈にはたてなかった。刑法改正案が連邦議会に上提され、時効の年限は二〇年にあらためられた。

一九六五年五月八日の延長時効をむかえて、新たなドイツの進歩と良心の声とそれをささえる国際世論がボン政府を包囲した。一九六五年三月二五日「刑法上の時効期限の算定に関する法律案」が議会で可決された。ナチス戦犯にたいする時効の起算は、従来の一九四五年五月八日から、一九五〇年一月一日に改められた。ナチス犯罪を裁く権限を西ドイツ政府が持つのは一九五〇年以降だからということが根拠になっている。

この頃になると、西ドイツ政府のナチス戦犯追及にたいする「怠惰と不熱心」自体に広範な国際的批判が集中される。国際連合はすでに一九四六年十二月十一日、国連総会決議第九五号（第一回）で「ニュルンベルク裁判新規約と同法廷判決で承認された国際法上の諸原則」が一般的な国際法であることを確認しているが、一九六八年十一月二六日、第二三回総会において決議二三九一をもって「**戦争犯罪及び人道に対する犯罪の時効不適用に対する条約**」（ゴチックは著者）を、賛成多数で可決した。

その内容は省略するが、資料によれば賛成五七カ国、反対七カ国（アメリカ合衆国、南アフリカ共和国をふくむ）、棄権三六カ国（日本をふくむ）、票決不参加国二三カ国である。

これらの国際世論におされて西ドイツ政府は一九六五年六月二六日、第九刑法改正案を議会に上提し、殺害の刑事訴追にたいする期限を二〇年から三〇年に延長した。さらにはその期限（一九八〇年一月一日）も間近の一九七九年七月、第十八刑法改正案を、ぎりぎり多数の賛成で可決、「一般の」殺人行為の時効を廃止した。

以上をわたしは、今なおナチス戦犯の追及・発見の記事が新聞を時折賑わすことの根拠として整理している。ナチス犯罪を裁くこと自体が、抽象正義のはかりではかられたことではなく、具体的な歴史の中での進歩と反動の拮抗、闘争として展開したのである。

オーストリア大統領選に立候補したワルトハイム元国連事務総長が元ナチスだったという暴露が、当時世界にショックを与えた（「ワルトハイム氏は元ナチ兵士、NY紙暴露、司令部に勤務、勲章まで」『京都新聞』一九八六年三月五日付）。前述一九六八年の時効不適用条約の国連総会可決の時の事務総長はウ・タント氏であった。しかし、一九七三年十二月三日、国連総会が「戦争犯罪および人道に対する犯罪および人道に対する犯罪の実行に責任ある個人の摘発、拘留、引き渡し、処罰に関する国際協力の諸原則」を反対なしで可決した時、ワルトハイムが事務総長であった。

5 対決、鬼検事対マルチン・ボルマン

一九六〇年三月二一日夕刻、アルゼンチンのブエノスアイレス市内の近郊スアレスにあるメルセデスベンツ工場の終業のベルがなり、一人の男が退社の途についた。その男リカルド・クレメントはしかし、いつもと帰宅の道筋を少しちがえた。そして花屋にたちよりささやかな花束をもとめた。

かれを尾行していたイスラエルコマンドはこの些細なことの意味を見のがすには十分に訓練されすぎていた。その日はゲシュタポ国家保安本部第四局B部四課の長であり「良心にかけて五百万人のユダヤ人を殺したことに大いに満足しており、喜んで墓場へとびこむつもり……」と言ったと証言されていたその人、アドルフ・オットー・アイヒマンの結婚三五周年記念日であった。

一九四五年、デヴィッド・ベン－グリオン（後のイスラエル国首相）はテルアヴィブにある事務所に戦闘に鍛えられた青年の一隊を集めて訓示していた。

「ナチスの多くは捕らえられて間もなくニュルンベルクで裁判をうける。しかし多くの者は逃亡した。ある者は多分死んだが、他の者はベルリン、ウィーン、ミュンヘン、プラティスラウの逃げ穴やドイツ、オーストリア、スロヴァキアの森にかくれている。行ってかれらを捕縛せよ」。続けてかれは一人だけ名を挙げた。「アドルフ・アイヒマン。かれがまだ生きているならば是非裁判にかけなければならない」。

クレメントことアイヒマンはその場で誘拐されてテルアヴィヴに送られた。アルゼンチン政府は「共和

国の主権の侵害」として国連安保理事会の緊急会議をもとめ、イスラエル大使を追放した。しかしそれは表むきのことで、この件について両国は裏でちゃんとつながっていたのであった。

これまでもたびたび部分的に言及してきたが、本書はかくて始まった「アイヒマン裁判」そのものに言及する立場にはない。関心はそこから派生したものにある。復讐を誓うイスラエルコマンドの執念と、裁判を通してふたたび国際的に高揚した戦犯追及の世論が、進歩と反動の拮抗はあっても、肝心の政府のサボタージュぶりに安心しかけた、国内潜伏、国外逃亡のナチス戦犯容疑者を震えあがらせ、とりわけ、「安楽死」にかかわった犯罪人の追及に新たな局面を開いていく。

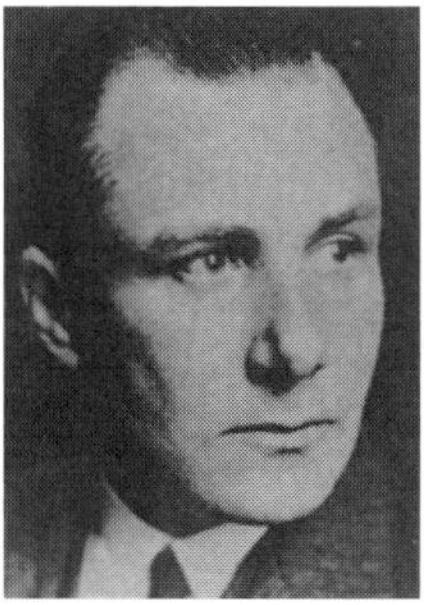

マルチン・ボルマン

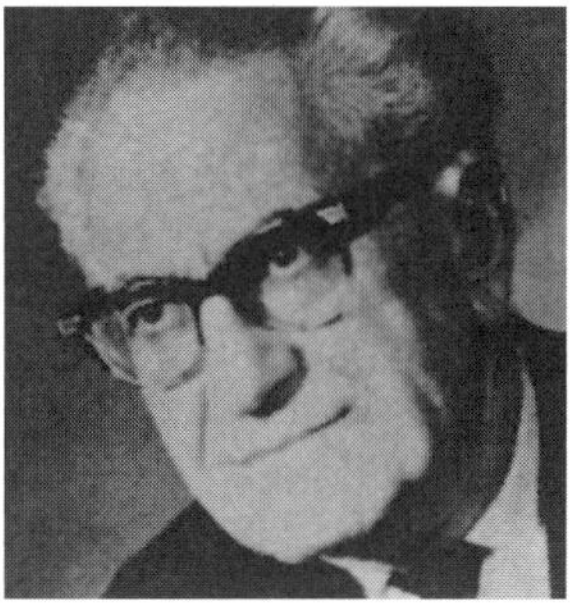

フリッツ・バウアー検事総長

アイヒマン誘拐の四年前、ドイツ司法界に別のことがおこっていた。一九五六年、フリッツ・バウアー博士がブラウンシュヴァイク州検事局長からフランクフルトのヘッセン州検事総長に任ぜられていた。かれはナチス政権時代、デンマークとスウェーデンに亡命していた法律人で、亡命中から他日ナチス犯罪人の狩りたてと訴追を生涯の使命と決意していた硬骨漢で、戦犯追及のとりくみのまだ厳しかった一九四九年に請われて西ドイツへもどっていたのである。

一九五六年、いよいよかれがその驥足《きそく》を、という時、早くもナチス戦犯追及をめぐる連邦政府の政治気象がかわってしまっていたことはすでにのべた通りである。かれの仕事は「怠惰な」西ドイツ司法機関の中での「ナチス戦犯追及十字軍」になってしまう。

しかし就任から一九六八年の死にいたる短い期間中にかれは、おりからのアイヒマン裁判と国際世論にも多分に利され、かれを理解する少数の友人の援助にもささえられて、ドイツ司法の良心の最後の火花を散らしたのである。

かれはニュルンベルクで欠席裁判をうけたマルチン・ボルマンとアウシュヴィッツの選別医で「死の天使」と恐れられていたメンゲレを追及の最大の目標とした。

一九六一年二月もおそく、ブエノスアイレスからきた貨物船の船員風の男がバウアー検事総長と面会した。この男はホルスト・アイヒマン。アイヒマンの長男だった。かれは、マルチン・ボルマンは南米で生きているという証言とひきかえに、ボルマンを逮捕してイスラエルで裁判中のかれの父の証人に立ててほしいと懇願したのである。

元総統官房長、ライヒスライター、戦後の超弩級戦犯マルチン・ボルマンは生きていた。単に生きていただけでなく、国内国外のナチ戦犯の検挙と裁判を妨害するいっさいの組織と策動を影で指導し糸をひいている闇の帝王として。かくて、進歩と反動の拮抗はナチスの断罪を生涯の使命とする鬼検事とボルマンの対決という構図をくわえた。

紙幅の制約と本書の目的から詳細にたちいるべきでないことが、事柄を比喩的に表現することを余儀なくさせる。ボルマンはあたかもシャーロックホームズにたいするモーアリティ教授のごとく、諸悪の根源として鬼検事の前にたちあらわれいでた。

この辺になると、わたしの参考にする文献自体がミステリーじみてくるが、それにしても話は具体性と信憑性を持ち、比喩に力と裏づけをあたえる。

6　ザワーデことハイデ教授

アウシュヴィッツのメンゲレ「安楽死」のハイデとならび称されたヴェルナー・ハイデ教授は、バウアー検事総長のボルマン追及線上にひっかかり、裁判にかけられ、そして自殺した。

犯罪人の一味に投ずるまでは尊敬されたバイエルンの神経科専門医、ヴュルツブルク大学医学部の精神病院長兼親衛隊病院管理者であったかれは、「清潔なすばらしい人物」としてブーラーから推薦されてT4計画に参画し、「安楽死」計画を精力的に推進し、血まみれ泥まみれの背徳医の穴を、きりもみ状態でおちていった。

時すでに一九六四年、戦後十九年。この背徳医のたどった経歴にこそ、ドイツの戦後処理、戦犯追及の問題点が縮約化され、「人はどこに逃げてもその良心から逃れえず」が、教訓化されていまいか。

一九四五年四月、米第七軍第四二師団がヴュルツブルクに接近した時、ハイデはシュレスヴィッヒホルスタイン地方のゼンダーボルクへ逃亡した。ここから西方へ通じる道にグラーステン城があり、戦中には親衛隊病院用に接取されていた。かれはそこの病院長となり、終戦直後のどさくさ中、占領管理の手がのびるのがおそい同地方で、事実上ナチス逃亡者の一時的なかくれ家として病院を活用した。

そこにかくまわれた逃亡者の中に、五月一日ベルリンの総統官邸からの落武者、後継総統デーニッツに会おうとしてこの地方に逃げてきたマルチン・ボルマンがいた。そしてそのことによってハイデは、ナチスの地下残党工作組織の、ぜひとも守らねばならない人物のリストにはいる。安楽死の秘密のゆえにではなく、ボルマンの秘密を知る者であるがゆえに。六月、デンマークの追及の手が病院へのびた。間一髪、ボルマンとハイデと職員の大部分は逃散した。しかし、ハイデは捕らわれて、シューレスウィッヒホルスタインの英軍へ。ついで、ブラントとブーラーに死刑を宣告したニュルンベルク継続裁判アメリカ法廷に問われるべくフランクフルトへ移送される。

しかしその途上かれは、護送の米軍MPジープからとびおりて逃亡、いや、逃亡させられた。それから十三年、かれの行方はようとして知られなかった。司直の手もつかもうとしなかった。

かれは、ドイツとデンマークの国境近くのフレンスブルク市で、市民から尊敬され好かれる、ヘル・ドクター・ザワーデにばけていたのである。ハイド氏変じてジキル博士に。スコットランドヤード（ロンドンの警察庁）の時代でもあるまいに。この二〇世紀の法治国家で、そんなことを許したのにもからくりがある。

フレンスブルク市の市長と登録官吏のどちらもが、ハイデの人脈に通じるナチかそのシンパであった。二人でハイデの新人生出発の一切のお膳立てをした。かれらはハイデを、元ザクセン州出身のフィリップ・ザワーデに仕立てあげた。その名と主要数字は死者の登録簿からとった。死んだザワーデは何の肩書きも持たなかったが、かれは別の人脈を使ってりっぱな学位をとった。そしてもうかる開業医になった。その人脈は、かれの開業医としての正規の収入のほか、フレンスブルク市の医官、保険会社の検診医、社会保障法廷や健康保険組合の精神病コンサルタントとして、年収三〇万マルクの副業収入をあたえるまでに親切であった。

しかし鬼検事の執念のボルマン追及はせっせと点と点をつないでいた。一九五九年十一月七日、フレンスブルク市警がザワーデの家をおとずれた。警察上層に持つ人脈によって事前に知っていたザワーデは、「愚かにも」逃亡をくわだて、そのことによって自らのハイド氏を証明してしまった。ナチ戦犯常習の逃亡ルートにはすべて非常線がはられ、国境の全チェックポイントに通知がまわった。

かれ、あるいは逃亡させられたのかもしれない。しかし隙間もなくはりめぐらされた捜査網は、人生十五年を仮面の下に逃げまわり、いまや五九歳、体力も気力も衰えかけてきた男には苛酷にすぎた。

ハイデ教授は自首していでた。地下組織はなおもいちどはかれを監獄から逃亡させるが、かれはまたつかまる。かれ自身もはや自分の良心と和解する気持になっていたのである。かれはフランクフルト近くのブッツバッハ刑務所の最も堅固に防衛された独房から、バウアー検事総長に二人だけで秘密にあいたいという願いをそっとまわした。

二人の面談の内容はいまだにわからない。が、二月十日、ヘッセン州検事総長事務所は、「マルチン・ボルマンの生存を信ずる十分な証拠があること、かれにたいする捜査を続行すること」を声明した。

二月十三日、ハイデはかれの独房の暖房装置に、ベルトでぶらさがって発見された。

その死後多量の睡眠用ピルが独房から発見された。医者であるかれは、それを使えたはずである。

7　猶予、延期に国家年金まで

ハイデ教授には同行者が三人いた。かれとともに「安楽死」の執行にかかわった一味徒党、T4の事務的雑用を担当していた農学者ハンス・ヘーフェルマン、弁護士ゲアハルト・ボーネ、不幸な犠牲者の輸送にあたった公益病人輸送会社というダミー会社の親玉ティルマンである。四人はグラーステン城で起居をともにし、また同時に逃散した。

前述の通りハイデはつかまったが、ティルマンはドイツ国内に姿を消し、ヘーフェルマンとボーネはナチ残党の地下組織の援助によって、フーダル司教の地下鉄道といわれたルートによって、イタリア経由でアルゼンチンへ送られた。

アルゼンチンは、若い時からヒトラーとナチズムに対する心酔者であったジュアン・ドミンゴ・ペロンの独裁下にあり、国外亡命ナチ残党のオアシスであった。二人はペロン政権の役人から金と身分証明書をあたえられて相当の生活でアルゼンチンにおちついた。しかし一九五五年そのペロンが失脚した。後任のフロンディシ大統領は国内のナチ残党にたいして、ペロンのように寛大ではなかった。一九六〇年のアイヒマン誘拐事件は実にこのようなアルゼンチンの政局事情によって可能となったものであった。二人は身の危険を感じた。そして既述の通り本国西ドイツにおける戦犯追及の弛緩ぶりを両天秤にかけ、これは本国にもどった方が安全だと感じた。かれらはまたこっそりと帰国した。そしてヘーフェルマンは農業で、ボーネは弁護士として、素知らぬ顔で平常の生活をはじめた。

そこへ鬼検事バウアーの活動がはじまった。ハイデ教授の逮捕のあと、ヘーフェルマンとボーネとティルマンも一網打尽となった。

が、ティルマンはハイデ教授が自殺した前日、これもケルンのある事務所の八階の窓から落ちて死んだ。ボーネはハイデを逃亡させようとした同じナチ地下工作隊の手でまた逃亡させられ、ふたたびアルゼンチンへ姿を消した。

バウアー検事総長はともかくも、一九六四年二月十八日、ヘーフェルマンをリンブルクで被告席に立たせた。しかしこの裁判もかれの思い通りにはならなかった。ヘーフェルマンはあとでもふれる予定の重要な証言をすることはしたが、八月二八日よく知られた手を使って、「自分はもう十分に試験にたえた。いますぐ、長期の保養をとる以外に自分の生命は救えない」と陳述し、十日後の法廷は、七万三千人の障害者を殺害したとして告発されている男を「肉体的にも精神的にも裁判の続行にたえない」と宣告し、裁判は無期限にのばされる。そして再開されることはなかった。

一方、アルゼンチンへ再逃亡したボーネにも、本国へ再送還される運命がまちうけていた。一九六三年九月、かれがアルゼンチンへ再入国した時、時の大統領アルトゥール・イリヤは、フロンディシ時代の対ナチ残党政策を忠実に継承していた。実にこの時代はアルゼンチンが、国内ナチ亡命者にたいして「正当な」政策をとった。同国近代史上でも稀な時代だった。それがボーネに幸か不幸か。

ボン政府からかれの本国送還を要請する外交通告が送られた。一九六四年二月二八日、ボーネはブェノスアイレスで逮捕され、東京サミットの警備よりもなお厳しい要人あつかいでフランクフルトへ本国送還された。

しかしその裁判も鬼検事の思い通りにならなかった。ヘーフェルマンの場合と同じく、かれの弁護士も被告の「病気」をもうしたて、しかもすぐに許可された。そのもうしたてで医師の証明をそえて、今後数カ月しか生きられないだろうといわれた男は、フランクフルトの郊外で快適な余生を送ることとなる。一万五千人の障害者殺人に加担したと告発されながら、元政府官吏として国から支給される年金までつけられた。

泥棒に追銭。かくてぞ殺人鬼どもは高笑いする。聴覚障害者もふくめたドイツの障害者の無念と怒りがわかる。

こうして、「安楽死」殺人犯追及の捜査を軸とした鬼検事のボルマン追及計画は、カルタの家のように崩壊した。かれの執念以上に立ちふさがる力が多勢に無勢だったのである。かれがボルマンと共に追及の最大の目標とした、死の天使メンゲレについては、わたしの注目している限り、次のとおりである。「発掘死体、本当にメンゲレ?　十八年間雇った夫人が「確認」、有名外科医は「目や耳が違う」(「朝日新聞」八五年六月十一日付)「〝死の天使〟メンゲレの遺体と確認、サンパウロの白骨死体、歯や骨の特徴一致」(「京都新聞」八五年六月二二日付夕刊)、「メンゲレの再捜査へ、イスラエル警察」(「朝日新聞」八五年九月八日付)

8 世紀の汚点——カールスルーエ（西ドイツ最高裁）判決

一九七四年三月二一日、西ドイツの最高裁判所であるカールスルーエ連邦通常裁判所は、「安楽死」のための六カ所のダミー慈善施設のひとつのソネンシュタインで、少なくとも六六五二人の罪なき障害者を殺したとされる内科医クルト・ボルムに最終判決をくだした。

無罪。——

その論拠として西ドイツの最高裁はのべた。

「それぞれの患者が自分の姓名を名乗れたからといって、かれらに善意を信じ信頼を抱きうるほどの精神生活が存在するという観念を、必ずしも被告（ボルム）が抱く必要はないからである」

かくて、「シャワーを」と命令し、架空の死亡理由をでっちあげて、遺族に「見舞状」を書き、「シュトルム」と偽名の署名をした背徳医は、故郷へ帰り開業医をつづけることを許された。

そしてこの判決は、最高裁判決であることによって、一殺人者の釈放にとどまる問題ではなかった。これは判例であり、この判例によって、この種のナチ犯罪にかかわる者全員が、今後の刑事訴追をまぬがれることになる。ドイツ連邦共和国の下級裁判所に、この判例を乗りこえる権限はない。

連邦共和国の著名人はこのカールスルーエ判決について、大統領ハイネマンに公開質問状を送った。それは次のようにのべている。

カールスルーエの判決は、この共和国が二五年前にその克服を誓って建設されたあの恐るべき主義に特権的庇護を与えるものである。この判決は共和国建設にさいして立てた誓いを虚偽として卻け、わが国を貶しめて殺人者の共犯という恥辱にまみれさせようとしている。……保守たると革新たるとを問わず、集団殺害の庇護と集団殺害的志向がこのドイツ連邦共和国に存在しうることを知って戦慄を覚えぬ者はいないであろう。

その二カ月後職を辞した大統領も、「この裁判の結果には不快の念を禁じ得ない」とのべた。しかし事態はかわらなかった（以上、フシビルスキー『裁かれざるナチス』宮野悦義・稲野強訳、大月書店より要約）。

ここで読者は思いおこしてほしい。一九五〇年一月九日、ドイツの代表団がアメリカ高等弁務官ジョン・マックロイに圧力をかけ、拘留中の経済人、法律人、悪徳医師を釈放させていることを。釈放された法律人の何人かはふたたびカールスルーエで法衣をまとっていたのである。

著名人の抗議にしめされている通り、このカールスルーエ判決は全ドイツ連邦共和国における障害児教育と障害者福祉の基本理念を判例的に絞殺するものである。

ドイツ聴力障害新聞の一九八六年三月号によると、同国では自然科学者、歴史学者、精神障害・身体障害者教育関係者などによって構成されている「〈安楽死〉の歴史を研究する会」が活動しており、同年の二月に全国会議員に対して、「すべての国家社会主義による犠牲者の認定と保障」に努力されたい、と要望をだした。

この「すべての」に注目されたい。一九三三年七月十四日の「遺伝性疾患を予防する法」による断種被害者は、かろうじて一九八〇年から一般戦時経過法にもとづく年額五千マルクの補償金交付の対象とはなっているが、ナチスによる被害者の賠償を目的とする「連邦賠償法」の対象とはなっていない。（これについては、ニュルンベルク裁判における「ホスバッハ議事録」の証拠採択を思いだしてほしい）。つまり金をもらう道はあるが、ナチズムによる犠牲者とは認定されていないのである。

ニュルンベルク裁判および後続裁判、ドイツ国内裁判によって「安楽死」は不徹底ながら裁かれた。しかし、障害者断種は裁かれなかった。「安楽死」も断種も、ナチスの理不尽な「民族優生学」――身体障害者や精神障害者をいちだん劣位の人間と位置づけ、これをドイツ民族の血から洗い清めていく先にゲルマン民族の千年王国が実現されるという思想の、放胆な実行から生まれたものではないか。草と実は同じ根から生じる。なぜ「安楽死」だけがナチスの犯罪と認定され、障害者断種は法律のあつかいの上でもそうならないのか。今日連邦共和国においては「遺伝性疾患を予防する法」は、ドイツ国家社会主義による不正義の法と正式にも認定もされねば宣告もされていない。そして、断種をうけた障害者をナチズムによる犠牲者と認定することをこばむことによって、厳密にこの法は、それを生んだいまわしい障害者差別思想とともに今日なお生きているのである。

世紀の汚点カールスルーエ判決。そして障害者断種の免罪。正義の女神ユースティティアの秤は大きく傾いた。しかし障害者を中心とする連邦共和国の運動はねばり強くつづいていく。

9　戦後半世紀、いま障害者運動は

その運動の目的とするところは、カールスルーエ判決がきざんだ世紀の汚点に抗議して、戦後半世紀の今日、ナチスのおかした「人道にたいする罪」の意味をドイツ国民の世論に問いかけ、判決の実効を道義的に無力にしていくこと、またそのために、今まで「忘れられていた」ナチス犯罪による被害者の求償権と基本的人権の回復を主張していくことにあるといえる。

すでにドイツ連邦共和国議会では緑の党が、推定三〇万人から四〇万人の障害者に断種手術をほどこした「遺伝性疾患から後代国民を予防する法」をナチスの悪法として無効を宣言することを提案した。これにたいして社会民主党のワルターマス議員や自由民主党のヒルデガード・ハムブリッカー議員などが超党派的な支持をよせている。とくにワルターマス議員はすでにのべた通り、西ドイツろう連盟のこの要求に深くかかわって活動しており、同議員の資料ケースには、いまわしい断種をうけた聴覚障害者の千八百例の資料が収められており、その中には妊娠九カ月で強制堕胎させられた婦人の例もふくまれている。

一九八六年の一月、ハンブルク市にある運動本部が「すべてのナチス被害者は補償されたか」というパンフレットを作成して、広汎なドイツ国民に普及する運動を開始した。冊子はこの要求運動の切実さと、すべてのナチス被害者の同権を主張して次のようにのべている。

ナチスがおかした国家による人間の選別は、たとえそれが今日「連邦補償法」によってナチスの被害者として認定され、補償をうけているか、またはそうでないかにかかわりなく、許すべからざることとしてまずとらえられなければならない。ましてや一部の者が被害者として認定され、補償法による措置をうけ、ほかの者がこの認定と措置から除外されているということは、新たな差別の根源である。今まで「忘れられてきた」ナチス犯罪による被害者に、連邦補償法の適用を広げることこそ、それらの人びとの基本的権利を社会的道義的に回復することである。

ここまで読んで、聴覚障害者の運動にかかわり、その立場で本稿をまとめているわたしは胸が痛む。「忘れられてきた」ということは、「今まで問題提起されてこなかった」とも読めるからである。カールスルーエ判決まで後退した戦後四一年の時点で提起されていたことの今日的意義を、わたしはいささかも否定するものではないが、その間ドイツの障害者運動、ろう運動は何をしていたのであろうか。

障害者運動全般のことはともかく、統一ドイツろう連盟は一九二八年（昭和三年）、ワイマールでの結成大会で、「めいめいがめいめいのスープを料理しようとしている各地の団体をやっと統合して」結成された。わが国の全国組織の結成（大正四年〈一九一五年〉日本ろうあ協会）よりもおくれること十三年である。そして結成後わずか五年でナチスの政権奪取、遺伝性疾患から後代国民を予防する法、敗戦、ドイツの東西分割である。読者はあるいはそのことを奇異とされるかもしれない。しかし、もともと三八の小邦にわかれていたところを、一八七一年普仏戦役におけるプロイセンの勝利と軍事力で統合されたドイツ帝国では、伝統的に分立的傾向が強く、ろう運動の統合のおくれも、さもありなんと思わせるところである。

日本ファシズムがよしんば、「天皇陛下のために銃をとることのできない国民」の教育、福祉を軽視し、中国、朝鮮民族にたいする差別思想を宣伝することによって人間軽視の思想を国民にうえつけ、間接に福祉の土壌を不毛化したにせよ、少なくとも国内では、直接に身体障害者の肉体、生理系に暴力的迫害をくわえたわけではなかった。ドイツファシズムはそれをおこなった。したがって、戦後のドイツの障害者運動の発展にとってそれは重要な教訓をなした。また、その基底となり伏線となる基本的人権の思想は西欧においてしっかりしていたはずである。日本においては「臣民の分際」でしかなかったところに。

ドイツにおいても、障害者が人間としての平等の権利と尊厳にもとづいて運動をすすめるところまでは、日本のろう運動と一線に並ぶところまで時間がかかったのであろう。その今日主張していることも日本のろう運動となんとにているることだろうか。

広汎な国民各層にこの事実が理解されることによってのみ、ナチスの被害者は国民的に認定され、補償の道も開かれていく。ナチスの人道にたいする罪の認識こそ、われわれの政治的・道徳的未来にたいするまたとない保障である。（「ドイツ聴力障害新聞」一九八六年三月号記事より）

12 ナチスと南米・ネオファシズム

1 社会主義政権も歯が立たず

一九八四年五月十五日、京都新聞の夕刊二面に次のような記事が載った。

ナチ戦犯ラウフが死亡【リオデジャネイロ十四日共同】サンチャゴからの報道によると、欧米諸国からチリ政府に身柄引渡要求が出ていたナチ戦犯ワルター・ラウフ（七七）が十四日サンチャゴの高級住宅街にある自宅で死亡した。ラウフは第二次大戦中、ナチ親衛隊の幹部としてユダヤ人弾圧を指揮、ガス室を装備したトラックを使い、約九万七千人を虐殺したと非難されていた。（以下略）

南米、サンチャゴ、高級住宅街、身柄引渡要求と、こう並べるとこの記事はかなりよく整理されている。

今までも、南米とナチス残党との関係についてはは間接的にもふれてきた。また、ペロンとナチスとの関係についてものべたところである。約三世紀にわたってスペインとポルトガルの統治下にあり、貧困と無知と強力な宗教的制約が存在し、民主主義が徹底せず、軍事クーデターによる政変劇をくりかえしてきた南米は、ナチスの残党にとって恰好の逃亡地となりオアシスとなってきた。

ラウフのおかした罪とは、ユダヤ人虐殺の初期の、銃撃による大量殺人に吐き気をもよおしたヒムラーから、「もっと人道的な殺人方法」の検討を命ぜられ、密閉した乗用車内へ、ディーゼルエンジンの廃棄ガス（一酸化炭素）を送りこんで窒息死させる方式を考案し、九万七千人のユダヤ人を殺したことである。

国外逃亡のナチス戦犯の調査と追及について、精力的な仕事を残したのは主として、ジーモン・ヴィーゼンタールの功績に帰せられる。かれは三年間をブッヘンワルト強制収容所で生きのび、終戦の時マウトハウゼン強制収容所でアメリカ軍によって救出されたポーランド系のユダヤ人である。

こういう人物をつくりだすこと自体が、ドイツ連邦共和国官憲の意識的怠惰と連合国の「あきらめ」の反動以外の何ものでもない。しかし、クラウス・バルビーをボリビアにハインリッヒ・ミュラーをアルゼンチンに、ヨゼフ・メンゲレをパラグァイに、ワルター・ラウフをチリに、フリードリヒ・シュヴェントをペルーにと、その所在をつきとめ告発したのはヴィーゼンタールである。一九四五年五月七日以後、ドイツ国外に逃亡したナチ戦犯は推定五万とも六万ともいわれるが、その大部分は南米へ逃亡した。

ラウフは一九四五年四月二二日アメリカ軍に捕らえられ、リミニの収容所で尋問をうけるがうまくかくしおおせ、翌年十二月に脱走、ナポリに身をかくした。一九四八年、地下組織がかれのためにシリアの秘密警察の技術顧問兼大統領護衛長としての雇用契約をむすんでくれて、ダマスカスへうつった。しかし、イスラエル国家が成立したばかりであり、あまりにも近かった。地下組織はかれのエクアドルへの移送を手配し、つづいてかれはチリにうつったのである。

一九六〇年五月かれはアイヒマン誘拐のニュースを、チリのサンチアゴの下町にある輸入業者ゴルドマン・ハンセンの事務所へ行く途中で読んだ。以後かれはショット・ガンを膚身はなさず、いつも二匹の狂暴なシェパードをつれて歩いた。

こうした内心の恐怖はあっても、かれはチリで堂々と合法的にワルター・ラウフの本名を使って生活できた。六二年、六四年、七三年と三度にわたって西ドイツ政府から、ラウフの本国送還を要請する外交通告がチリ政府に送られた。しかしチリ最高裁判所は「基本的に政治的なもの」(六二年)、「証拠不十分、告発は出訴期限法により消滅している」(六四年)との理由で、西ドイツ政府の要請を拒否した。

注目されたのは、一九七三年とは、南米で最初に成立した合法社会主義政権、サルバドール・アジェンデ治下のチリであったことである。しかしこの「マルクス主義者」大統領もついにラウフの本国送還にはおうじることができず、前の二つの最高裁判例を追認したのであった。

それはアジェンデの意思ではなかった。チリの国内事情にあった。もしもかれがラウフの本国送還におうじたならば、この国の社会経済に根を張ったネオナチズム組織が、いやがらせと報復行動にでて、社会不安が加重されたことであろう。それあらぬか、同年九月十一日アメリカのCIAと結託した軍部のクーデターがおこり、南米最初の社会主義政権は崩壊し、アジェンデは戦死したのである。

かくて犯罪人たちの一人は七七歳の高齢で自然死をとげた。その記事報道は二段見出しの二三行であった。もしもそれが八〇年代のことでなく六〇年代のことだったら、各紙でこぞって大々的に報道し、週刊誌がここにまとめたようなことをスクープしたであろう。

2　フーダル司教の地下鉄道は南米に

ワルター・ラウフはいわゆるフーダル司教の地下鉄道を通ってチリへ亡命したといわれる。また、一九六四年リンブルクの法廷に立たされたハンス・ヘーフェルマンがおこなった重要な証言とは、かれがいわゆる「カリタス・インテルナツィオナリス」(国際慈善団)の援助によってアルゼンチンへ逃亡できたということであり、この「カリタス」こそフーダル司教がナチ戦犯の国外逃亡のために大いに利用したバチカンの福祉組織であった。

フーダルは謎につつまれた人物である。ラディスアス・ファラゴ共著『マルチンボルマンとナチの逃亡者』によると、一九六三年五月に死亡したとされているし、M・リンクレイター他著『第四帝国』によると一九八三年夏に死亡している。わたしが今参考としている文献の信憑性自体を問題としなければならない。しかし、フーダル本人の思想や意図はなんであれ、推定五万人から六万人といわれるナチス戦犯が南米に亡命しおおせるには背後になんらかのからくりがなければならないし、ひいてはそれが南米における第四帝国（ネオ・ナチズム）の形成に貢献したという評価では、上記二文献は一致している。ここではどちらかといえば信頼性の高いラディアスとファランゴによる。

フーダル司教（本名ドラガノヴィッチ）は、一九四一年ザグレブを首都としたナチスドイツのユーゴスラビア傀儡政権独裁者アンテ・パヴェリッチをローマのバチカンで代表した司教で、時のローマ法皇ピウス十二世とは若いときから親交関係にあった。このパヴェリッチ政権は、クロアチアのギリシャ正教信徒にたいするナチス顔負けの仮借ない弾圧をおこなったことで有名である。フーダルはクロアチア国内における当時のナチスの残虐を知っている者にさえショックをあたえるテロ組織「ウスタシャ」の残党を亡命させることに専念していた。そこへナチスのゲシュタポ長官ハインリッヒ・ミュラーが逃亡してきた。ミュラーとの短い会見以後かれは、自らのバチカン司教としての立場と、ピウス十二世との信頼関係を利用して、ナチ戦犯の国外亡命を全力をあげて支援した。世上これを「フーダル司教の地下鉄道」とよびならわした。ナチ戦犯だけでなく、「鉄のカーテン」以後、アメリカのCICも、ソ連東欧へもぐりこませていた特務工作員のソ連圏からの脱出にフーダルを利用した。表むきはまだまだナチ戦犯の追及のきびしかった時代に、連合国とバチカン公国の信頼関係をこわしたくないとの理由のもとに。

ピウス十二世はかれの行政の第二局をモンシニョール・モンティニョール・モンティニ枢機卿にまかせていた。この第二局は法皇庁の国際問題の日常処理を担当しており、この関係で最も重要なことは、亡命者用の旅券を発行するバチカン局と、ローマ教会の国際福祉機関の「カリタス・インテルナツィオナリス」であった。フーダルはピウス十二世との信頼関係を利用してこの二機関の機能を乱用したのである。

ローマ教会の発行したこの種の旅券と身許証明はいわゆるナンセン旅券（ノルウェーの大探検家フリーチョフ・ナンセンのこと。一九二一年国際連盟による亡命者高等弁務所の設立に尽力し、一九三〇年死亡するまでその所長、ノーベル賞受賞者）にならって作られ、これをうけいれるかどうかはその国に託されたが、少なくともアルゼンチンとシリアは全面的にうけいれた。

ローマ法皇ピウス十二世は優柔不断の性格で、ユダヤ人弾圧等のナチスの暴虐についても宗教的信条の立場から決然たる態度所信の表明にいでられなかったという。しかし、ヘーフェルマンのリンブルク法廷における証言は、ナチスのユダヤ人迫害や「安楽死」について、少なくとも一般的な立場からは批判し、その宗教的信条を奉ずる大司教たちが、身命を賭して抗議してきたという名誉を持ってきたカトリックの大本山が、事もあろうにナチス戦犯の国外逃亡を、その外交的特権を使って援助してきたという、常識では信じられないことの法廷の場における暴露であった。あるノン・フィクション作家はこれを、「二〇世紀最後の真実」の一つにかぞえている。

ヘーフェルマンの暴露にたいして「カリタス」の一職員は「ヘーフェルマンはカリタスの援助をうけるために偽名を使ったにちがいない。さもなければ、安楽死には伝統的に反対している教会がかれを助けはしなかったろう」との見解を表明した。そしてフーダル司教と一脈を通じたモンシニョール・モンティニ枢機卿は後のローマ法皇パウロ六世である。ある枢機卿はこの事実に当惑しながらも、バチカンがナチ戦犯の逃亡に力をそえた事実を認め、「愛は寛容で親切なものです」（コリント前書十三章四節）と言った。しかり枢機卿殿。同書をもう少し先へ。「然りまた否といふが如き者にあらず。然りといふことはかれ〈イエス〉によりて成りたるなり」（「コリント後書」第一章第九節）。

3　Uボート浮上せよ——ペロン夫妻とボルマンの取引

一九四三年からアルゼンチンの長い海岸線の、北はサンクレメンテ・デル・トウーユから南はパタゴニアのサンセバスチアンの小さい湾にいたるまで、点々と作られた隠密の港に、ドイツのUボートがひんぴんと浮上した。そして、「ゲハイメ・ライヒスザッヘ」（国家重要機密）の封印を施した積荷をゴムボートでどこかへ運びさった。その中味はベルリンのライヒスバンクに秘蔵されていたSS特別財産の金歯、貴金属、外国通貨などであった。運ばれた国家機密品は、セニョーリタ、ドウアルテ名義でアルゼンチンの四主要銀行へ預けられた。

一九四三年、スターリングラードの戦況をにらみながら、総統秘書、ライヒスライター、マルチン・ボルマンは将来のナチスドイツ崩壊を想定した。そしてその日のために、ライヒスバンクに秘蔵されている財宝をアルゼンチンへ移送する作戦を、かれの権限によってヒトラーへも秘密で開始した。その財宝とはいうまでもなく、アウシュヴィッツ、ルブリンなどの絶滅収容所で、殺されたユダヤ人から強奪されたものである。この移送作戦はドイツの戦況が悪化するにつれて大々的となり、「火の国作戦」と題し、ほとんど六週間、八週間おきにドイツ最新式Uボートがアルゼンチン沖合に浮上した。

この作戦の遂行のためにボルマンは、スペイン元大使のウィルヘルム・ファウルベ将軍をアルゼンチンへ派遣した。しかしこの密輸品を管理するためにはダミー代理人が必要であった。そうして作られたシンジケートの首長が海軍予備役の大尉ルードヴィヒ・フロイデである。かれはペロン一派によって腐敗の度をくわえていたアルゼンチンで一番権勢のあるドイツ人であったが、かれの権勢の根源はある貴婦人との友人関係にあった。その関係によって、フロイデは国家重要機密を、アルゼンチン政府の目をかすめて隠匿しおおせたのである。

貴婦人の名はマリア・エバ・ドァヴァルテ・イブルグレン、後のジュァン・ドミンゴ・ペロン大統領夫人。当時は三流のいかがわしい噂のたえない女優であった。この後のファースト・レディ、セニョーリタ・ドゥヴァルテの名義のアルゼンチンの主要銀行預入残高は一億一千五百万ペソと評価された。

その間にも彼女の情夫ペロンは権力の座への道を着実に歩んでいた。労働相、陸相、福祉相、とすすみ、副大統領となった一九四五年十月二一日、ペロンとセニョーリタ・ドゥヴァルテはひそかに式をあげた。翌一九四六年二月ペロンが大統領に選ばれた時、二人の関係は正式に公表され、ドゥヴァルテは大統領夫人になった。

アルゼンチンは一九四五年三月二七日ナチスドイツにたいして宣戦布告していた。「火の国作戦」でドイツが資産退避をするほどの親ドイツ国家がこの時期にドイツに宣戦布告する意義はいったい何にあったのか。客観的に見ても、今や息もたえだえの瀕死のライオンにネコが噛みつくにも等しい。

一九四八年五月十七日、フーダル司教の地下鉄道でアルゼンチンに到着したマルチン・ボルマンは、「火の国作戦」で運ばれた資産（敵国資産）の処分について、ペロン大統領の代理人と対談した。結局かれは、次の資産の四分の一を自分のものとし、残りをペロンとエビタ（ドゥヴァルテ）のものとすることで合意した。

▽一億八七六九万二四〇〇金マルク。▽一七五七万六三八六USドル。▽四六三万二五〇〇英貨ポンド。▽二四九七万六四四二スイスフラン。▽八三七万オランダフロリン。▽一七二八万〇〇九ベルギーフラン。▽五四九六万八〇〇〇フランスフラン。▽八七キロのプラチナ。▽二五一一キロの金。▽四六三八カラットのダイヤモンドほか。

ペロンにとってそのような取引をする口実は、妻のエビタが身体障害者、老人、母子家庭などの人々の福祉事業に資金を必要としているから、であった。何やら話がにている。一九八六年国外亡命を余儀なくされたフィリピン大統領とその夫人のように。ことなるところはイメルダ・マルコスがフィリピン聴覚障害者協会の名誉会長というはっきりしたポジションを持っていたのにくらべて、エビタはより一般的な社会的弱者の救済の名目を持っていたということだけである。

ボルマンにとって、この取引は歩が悪いようで、実は悪いこともなかった。たとえ四分の一でもその資産はぼう大なものであった。その上にペロンは、ボルマンがドイツの財閥テイッセンとクルップがアルゼンチンに持つ財産についてボルマンが結んだ契約を全面的に認めたのである。それらは、南米におけるネオ・ファシズムの財政的基礎をなしていった。

4　そこだ、そこが危ないのだ！

一九五六年のペロンの失脚、一九六〇年のアイヒマン誘拐事件など、この日陰者の世界を震撼させることも時おりあった。しかし、それにもかかわらず南米に逃亡したナチ戦犯たちは、ナチハンターたちのいわゆる「第四帝国」を強固に建設した。それにはひとつにはこれらの国々の政治的未成熟に利され、ふたつには豊富な資金源を持っていたからである。犯人ひきわたしの要求があらゆる法律の適用によって、ドイツとポーランド、ノルウェー、フランスなどから提起されてきた。しかし、推定五万～六万の逃亡者中、本国へ送還されたのはたった四人であった。よく警告されるように、ナチズムは決して過去ではない。

一九八六年六月十日の『毎日新聞』七面に次のような記事が出た。

　ナチによるユダヤ人虐殺の舞台、ガス室なかった？　仏で論文
　「博士審査」パスしたが　続々と不審点「ネオ・ナチ」で問題に

記事の内容は八六年六月、ナント大学文学部で、ナチスによるガス室の存在を否定することを内容とするアンリー・ロック氏の学位論文「クルト・ガーシュタインの告白についての比較研究」が審査をパスし

たことについて、世論の批判が高まっていることと、提出者も三人の審査員も、ネオ・ナチの疑いが強いことが確かめられているということを紹介したものである。かなり詳細な記事も、そこまでは追及していないが、すでに一九五七年から、アルゼンチンを中心とするネオ・ナチ組織が、ユダヤ人六百万人の殺人キャンプを、「賠償をゆすり取ろうとするシオニストのでっちあげた大うそとして暴露する世界的キャンペーン」を指令していたことを、つけくわえてもよいであろう。

久しぶりにビーソルド博士の論文にもどる、同博士もナチズムを決して「悪夢ではあったが過ぎ去ったもの」と考えてはならない論証として、西ドイツの『聴覚障害児教育科学』誌第三四巻第六号に掲載された、教育学者アルミン・ロウエ教授のブラジル見聞記「ブラジル―子どもの国、未来の国」の内容について言及している。これは同教授がブラジル各地のろう学校を視察した報告書であるが、恐らくは教育のことは研究しているが、社会のこと政治のことについては暗いロウエ教授なのであろう。ブラジル南部パラナ州ロンドリナ市のろう学校のことを紹介した中で、きわめて無造作に、無邪気に次のようにのべているのである。

この学校は注目すべき学校である。先天性聴覚障害を持つ家族は、ロンドリナ大学と協力して徹底的にその出生を調査されている。

このロウエ教授の言う「注目すべき」は、決して本書を読んでいただいている読者が、思わずハッとなられるような意味での「注目」ではない。まじめな学術研究という意味での「注目」である。ビーソルド博士の目からは、事実も事実だが、それをあつかうロウェ教授の態度も、「それこそ、そこが危ない」のだ。わたしもこのロンドリナ（人口約二八万五千、一九七三年）という町について、ボルマンを追及しておとずれたナチハンターの手記を対照する。

ネオ・ナチズムの中心地——ブラジルの英雄的軍人にあやかってロンドンと名づけられた町は、今やわれわれがすでに過ぎ去ったものと考えている時代と、われわれがすでに絶滅させたと信じたい政権の最も凶悪で狡猾な残党によって毒されていた。（中略）バラナ州の西端部にあるその町が、まさしくナチズムの小世界であることを私は発見した。（中略）ほんの短い滞在の間にすら、ロンドンの町に垂れこめた恐怖のとばりは、ありありと見てとれた。ナチの残党たちは、土着のブラジル人といわず善良なドイツの移民といわず、その町の住民たちをテロ行為の血祭りにあげ、かれらを恫喝して、嫌われ者の自分たちを受け容れさせようとしていた。（以下略）（ラディスラス・ファラゴ『追及—マルチン・ボルマンとナチの逃亡者』寺村寿一訳、早川書房、上巻八四〜八六ページ）

であるがロウェ教授の無知は単にかれ個人の責任にしてはならない。本書の冒頭から関心としたように、ナチス政権時代の障害児学校の教師たちも、積極的であれ、消極的であれ、障害者の断種や「安楽死」に協力した。いまわしい悪夢の過ぎさったあともそれは、ふれたくないこと、思いだしたくないこととしてあつかわれてきたことであろう。また、うっかりあつかうことは障害者の基本的人権に抵触する場合もありうる問題の性格が、その傾向に一層の拍車をかけた。

いずれにしてもこの問題は戦後十分に教訓化されず、歴史の断層を作ってきた。さすればこそ戦後半世紀もたった今とはいえ、聴覚障害者運動の立場からなされている問題提起は貴重である。

13 自由の天地にあっても

1 アメリカ合衆国に見る断種と「安楽死」の問題

前項でのべた関心は、ドイツ連邦共和国がナチスドイツの教訓を、どのようにして次代の国家のにない手たちにつたえようとしているのか、という問題にもゆきあたらせる。一九八六年十二月亜紀書房から藤沢法暎氏の『ドイツ人の歴史意識－教科書に見る戦争責任論』という本が出版され、わたしもある期待を持って読んだ。西ドイツにおいてこの問題は、皇国史観をいただく首相を持ち、文部大臣が近隣諸国から顰蹙と抗議を招く発言をくりかえし、うわべはとりつくろっても下の何とか議員連盟が、それも帳消しにする恫喝をしている日本とくらべたら、はるかに進歩的良心的なことを知った。しかし、同書に言及されているかぎりでは、障害者断種「安楽死」にまでふれた教科書はない。

さてわたしは、障害者の断種や「安楽死」をナチス第三帝政下の暴政として長々と叙述してきたが、本書も終わり近くなった今、H・P・ブロイエルが『ヒトラー神話の誕生』の中でのべたことにかかわって、障害者断種や「安楽死」が決してナチスの独自の思想・政策でもないことを論証することに一項目いれておきたい。

障害者断種もふくむ民族優生学の思想については少なくとも、ダーウィン、ヘッケル、メンデル以後は、十九世紀の哲学者オイゲン・デューリングまでさかのぼりうる。ドイツろう教育史においても、プロイセンのろう教育家モーリッツ・ヒル以来くりかえされてきたことである（ヒル「プロイセンの法律にあるろうあ者についての規定を論じる」ライプチヒ、一八六一年）。しかし、ビーソルド氏の論文にも言及されていることではあるが、わたしはあえて、民主主義のチャンピオン、アメリカ合衆国にその例をもとめたい。遺伝優生学の思想は十九世紀初頭からアメリカ合衆国でも語られはじめた。たまたまその時期は、合衆国におけるろう教育の創始と発展と軌を一にしていた。今日われわれはろう教育の偉大な創始者たちを、「聖徒列伝」的な記述をもってあつかいがちであるが、それらの聖徒が教育以外のことで聴覚障害者をどう見ていたかということは、興味深いことである。

アレクサンダー・グラハム・ベル（電話の発明者として有名であるが、口話法を首唱したろう教育家でもあり、電話事業の収益でベル財団を設立、合衆国ろう教育の発展に貢献した）は、聴覚障害の生徒は男女別々の学校へ行くべきで、決して結婚して子どもを作るべきではないと説いた。ギャロウデット大学の創立者エドワード・マイナー・ギャロウデットは、聴覚障害者同士は結婚してもよいと認めた。しかし同時に、なるべく子どもを作らないことだ、とあわせ説いた。わたしたちはこれらの事実をもって、ろう教育の聖徒たちの品位を貶《おとし》める必要は少しもない。それらは、それぞれの時代における福祉と障害者観の反映であったのである。

ブリティッシュ・デフ・ミュート誌の一八九五年五月号は「これが自由の天地」と題する皮肉たっぷりの見出しのもとに、「アメリカン・アナルス・オブ・ザ・デフ」から取った記事として、その前年合衆国コネチカット州議会で成立した、遺伝性聴覚障害者その他の遺伝性患者の結婚を、刑事罪でもって規制しようとする法律について報道している。この法案は同議会の慈善制度委員会の提案で議会に上程された。この法案はほとんど全委員一致で上程されたのであるが、ただ一人、ハートフォードろう学校長ジョブ・ウイリアムズ博士が聴覚障害者については頑強に反対意見をのべたので、次に引用する条文中、カッコをつけた部分は削除することとして議会を通過した。また、後日修正法として、すでに結婚している者のこの法律の適用からの除外が議会で定められた。

第一条　(**生来の聴覚障害者であるか盲人であるか**)てんかん患者であるか、はなはだしい知能遅滞もしくは心神耗弱状態にある者は、相互に結婚するかもしくは夫および妻として居住してはならない。これらの類例に属する婦人で四〇歳以下である者を強姦するか、強姦しようと試みた者はこの法律により三年以上の禁錮に処せられる。

第二条　この法律で禁ずるところのことがらを侵すことを、教唆、援助、仲介、誘導、封助したる者また、女が四五歳以下である場合の公的扶助を受けている貧民の結婚について前記の行為をなしたる者は、千ドル以上の罰金もしくは一年以上の禁錮もしくは両者を併せた処罰に処せられる。

第三条　四五歳以下の婦人であって**（生来の聴覚障害者であるか盲人であるか、もしくは）**てんかん患者であるか、はなはだしい知能遅滞、心神耗弱であるか、公的扶助を受ける貧民である者と性交したことのある者は、三年以上終身の禁錮刑に処せられる。**（生来の聴覚障害者であるか盲人であるか、もしくは）**てんかん患者である者が四五歳以下の婦人と性交をなしたる場合、四五歳以下の婦人にして、**（生来の聴覚障害者であるか盲人であるか、もしくは）**てんかん患者、はなはだしい知能遅滞者、心神耗弱者と性交をなすことに同意したる場合、その者は三年以上の禁錮刑に処せられる。

（「ブリティッシュ・デフ・ニュース」一九八五年二月号。ゴチックは原文）

2　断種は合憲である――七〇年代合衆国に今なお

一九一一年八月七日プロシア王ウィルヘルム二世が「神の恩寵により」「ろう児盲児の就学に関する政令」を施行した時、その本文には障害者の優生に関することは何もなかった。が、付則の中に入学手続の一つとして、世代遺伝のことを調査し保存することが命ぜられていた。二二年後、ナチス政権から断種すべき生徒と卒業生の報告をもとめられたろう学校の校長は、こうして学校に保存されていた調査資料を利用したのである。

その間ワイマール共和制のドイツ時代を通じて、障害者の断種の是非について論議はつづけられた。川本宇之介はこの時代のドイツへ文部省から派遣せられている。しかし、かれの耳目にはそのような論議ははいらなかったらしい。またしかし、それはあくまでも論議のレベルのことであったし、当時はおしなべて非とする者の意見が優位をしめていた。その根拠の一つにワイマール憲法があった。

一九〇七年合衆国のインディアナ州議会は刑事犯罪人、重度の知恵おくれ、婦女強姦者を断種に処する法案を可決している。また政府官僚であったハリー・ラーリンは、重度の知恵おくれ、精神障害、刑事犯罪、てんかん、アルコール中毒、盲人、ろう者等々の者を断種すべきであると主張する論文を発表している（「ザ・ワールド・アラウンド・ユー」誌、ギャロウデット大学、一九八六年四月号）。

アメリカ合衆国のプライドは「アメリカはそこまでやった。しかし、実際に手をくだしはしなかった。ナチスドイツはそれをやったのだ」（前掲誌）と言いたいことにある。しかし、前記インディアナ州にくわえてカリフォルニア州とダコタ州でも同様の法律が施行されたことも確かめられている。ナチスの政権奪取の一九三三年までに、十四の州で少なくとも百人が断種されている（ビーソルド博士資料）。

くわえて、同国の週刊誌「ザ・ネーション」一九七四年一月十二日号に掲載されたリチャード・F・バブコック氏の時事評論「断種—強制された賛同」も紹介しておきたい。ここで論評されているのは、その前年の一九七三年、アラバマ州モントゴメリー市の生活保護をうけている黒人家庭の二人の娘ミニー・レルフ（一四）とメアリー・アリス（一二）が公立施設であるモントゴメリー家族計画クリニックで強制断種されたという事件である。二人の娘の断種に同意をあたえたとされる母は文盲で、係官の指示するままに「同意」に×印（日本では〇印）をした。手術が終わった後で文盲の母は、断種の意味が正しく説明されなかった。もし本当のことがわかっていたら、自分は決して賛成しなかっただろうと裁判所へ訴えいでた。このことが発端となって、それまでには同クリニックで十一人の少女が強制的に断種されていた事実が明るみにだされた。続いて六月に、ナイエル・ルス・コックという二六歳の黒人婦人が新聞記者会見で、自分も十八歳の時に強制断種をさせられた。その時は、もし同意しないならば家族への生活保護をうちきると言われて、止むなく手術をうけることに同意した、と証言したことである。これにたいする記者の論評は「ニクソン大統領下の法廷さえ」「合衆国憲法がその国民から子どもを産む権利を奪うことは禁止していることを認めるだろう」との論旨でつらぬかれていることを付記するにとどめ、同評論に引用されている別の事実にうつりたい。

一九二四年ヴァージニア州は州立てんかん・知能遅滞者コロニーに収容されている十八歳の白人少女キャリー・ブックの強制断種を命じた。かの女自身知能遅滞の母の子であったし、その時すでに自身が知能障害のある非摘出の子を生んでいた。これについて、だれが合憲違憲の訴訟をおこしたのかわからないが裁判がおこされた。四年後、アメリカ文学史にも名をとどめる著名な文人である同姓同名の父をいただく最高裁判長オリバー・ウェンデル・ホルムズが、「断種は合憲である」とする有名な「ブック判決」をくだした。論旨は次の通りである。

われわれは公共の福祉がかれらの生活のために、最良の市民を神に祈願することを許されることを一再ならず見てきた。もしもわれわれが、施す術もなくずるずると泥沼にはまりこんでいくことを防止するために、関係者にはしばしばその通りであると認めてもらえないのであるが、これらより少数の犠牲者のゆえに、合衆国の活力を弱らしている人びとのために、われわれが神に祈ることができないとしたら、不合理としかいいようがあるまい。変質なる子孫に刑事罰を下すことを、また、低能児を路傍に飽えさせることを手をこまぬいてまつかわりに、もしも社会が明白に不適応とわかっている者の出生を断つことができるならば、それはよりましなる善というべきである……。低能児の三代はすでに十分である。

さすがは文人裁判官。そのレトリックは見事である。しかし、いかさま見事ではあるが、このレトリックをとりまいたアメリカ社会の現実のほうが、実は本当の教訓である。ビーソルド博士の証言もあるが、わたしが別に調べた文献から、この判決をめぐったアメリカ社会の現実は次のようであり、それがオリバー・ウェンデル・ホルムズ最高裁裁判官をとりまいていたことである。

ナチスドイツの断種法のモデルをしめしたのはほかならぬアメリカであった。一九二〇年代の後半に合衆国で、推定一万五千人以上が断種手術をうけさせられている。それらの被害者は刑務所に収容されていた服務囚や精神障害者のホームに収容されていた人たちである。ワイマール憲法の掣肘をうけていたドイツの民族優生主義者たちは、このような合衆国の「先進性」をうらやみ、「このままではドイツは民族政策においてアメリカに先をこされてしまう」と「警鐘」を鳴らしていたのだ（G・ホフマン『アメリカ合衆国南部における民族衛生学』、一九一三年、ミュンヘン）。ただしホフマンはアメリカ合衆国南部においても断種法を採用していたのはカリフォルニア州とダコタ州だけで、他の州は拒否していたことを伏せている。

さらに深刻なことはこの事実は単に事実であるにとどまらず、ニュルンベルク裁判においてナチスの被告医師からくりかえして主張されたことである。つまり、ナチスがおこなった民族政策はアメリカが黒人に対して取った政策にくらべるとずっと穏健なものだ。アメリカの南部諸州のいくつかでは、祖先からくだって三十二分の一の黒人は法的にも黒人としてあつかわれたのにたいして、ドイツでは八分の一のユダや人であったらアーリアン人種とみなされ、ドイツ人との結婚も認められたのだ、ということである（**ロバート・N・プロクター「ナチの医者と民族医学と人体実験」、『ナチ医師とニュルンベルク裁判』一九九二年、オックスフォード大学出版収録論文、二一ページ**）。

これらのことにくわえて次の事実も参照しておいたほうがよいであろう。一九一二年ノーベル医学・生理学賞を受賞したフランスの生物学者アレック・カレルはその著『人間―この未知なるもの』の中で、「刑事犯罪人と精神障害者は適切なガスをそなえた安楽死施設で、人道的かつ経済的に始末されるべきである」とのべている。幸か不幸かかれのこの著述は一九三五年、ノーベル賞受賞は一九一二年であるが、かれの著述の六年あとナチスドイツはまさにここにのべられたことを実行にうつした。そしてそれまでは、アメリカ精神医学協会刊行のジャーナルである『アメリカ精神医学ジャーナル』に、「自然のおかした過誤」である知能遅滞児童を抹殺すべきであるという論文が掲載され、また、『アメリカン・スコラー』から『アメリカンホメオパシー（同毒療法）協会ジャーナル』にいたる専門誌に、強制的な安楽死を肯定する論文がしばしば掲載されたが、一九四一～二年ころドイツにおける安楽死の情報がアメリカにももたらされるにおよんで（すでにのべたW・シャイラーの業績〈本書一四一〉を想起せよ―著者）、いっせいにだまりこんだのである（前掲書二四ページ）。学問と人道は一致しないこと、かくのごとくである。

約言して、「安楽死」と断種については、ナチス政権以前はドイツよりもむしろアメリカ合衆国が先輩格であり資料豊富である。そしてそれはまた、H・P・ブロイエルの評言を裏づける。ヒトラーは何も新しいことを言わなかったし、しなかった。

14 ドイツの少年少女たちは学ぶ

1 メンデルスゾーンの碑銘に学ぶ

一九八四年十一月九日、ベルリンではその日朝から空はどんよりと曇り、灰色の霧のヴェールが一面にたちこめていた。その霧は家並の煙突からたちのぼる煙とまざりあって、いっそう視界を不透明にしていた。その典型的なヨーロッパの都市の冬風情の中を、とことこと歩いていく少年少女とひとりの大人がいた。ところは東ベルリンのハンブルク大通り。一行はやがてある建物の前で足をとどめた。その建物の表札は、「ベルリン市立職業訓練学校、リヒアルト・フックス」と読めた。建物の入口の上には、「元ユダヤ人幼児学校」ときざみこまれていた。ハンブルク通りに面したれんが作りの壁には二つの金属碑銘がうちこまれていた。ひとつの碑銘のことばは、ヘブライ語とドイツ語で次のように読めた。

常に真実なるものをもとめ、

美なるものを愛し、
善なるものを希求し、
最善のことをなせ。
モーゼス・メンデルスゾーン。
哲学者、レッシングの友、
ベルリンにおける、
最初のユダヤ人学校の
創設者。
一七二九年九月六日ドレスデンに生まれ、一七八六年一月四日ベルリンに死す。

もうひとつの碑銘には次のようにきざみこまれていた。

この建物には、はじめてのユダヤ人老人ホームがあった。一九四二年ゲシュタポがこの建物に乱入し、入居者をユダヤ人集合居住地区へ連行した。人非人的なことがそこでおこなわれた。乳幼児から白髪の老人まで五万人以上のユダヤ人がそこからふたたび、アウシュヴィッツとテレジェンシュタットへ連行され、家畜のように虐殺された。このことを夢忘れるな。戦争を阻止せよ。平和を守れ。

この少年少女たちと大人は、東ベルリンのアルバート・グッズマンろう学校の9A学級（中学部三年A組）の社会科実地学習の一行だった（東ドイツ誌「ゲマインザム」一九八五年二月号）。

　モーゼス・メンデルスゾーンは自身が哲学者であったとともに、その子、その孫にわたって、一半世紀後にナチスにライプチヒにある銅像を、ゲルデラー市長の反対をおしきってつぶされてしまった、音楽家フェリックス・メンデルスゾーン（孫）をはじめ、幾多の画家、小説家、批評家、学者をその家系に輩出し、文化のロスチャイルド家といわれた家系の始祖である。

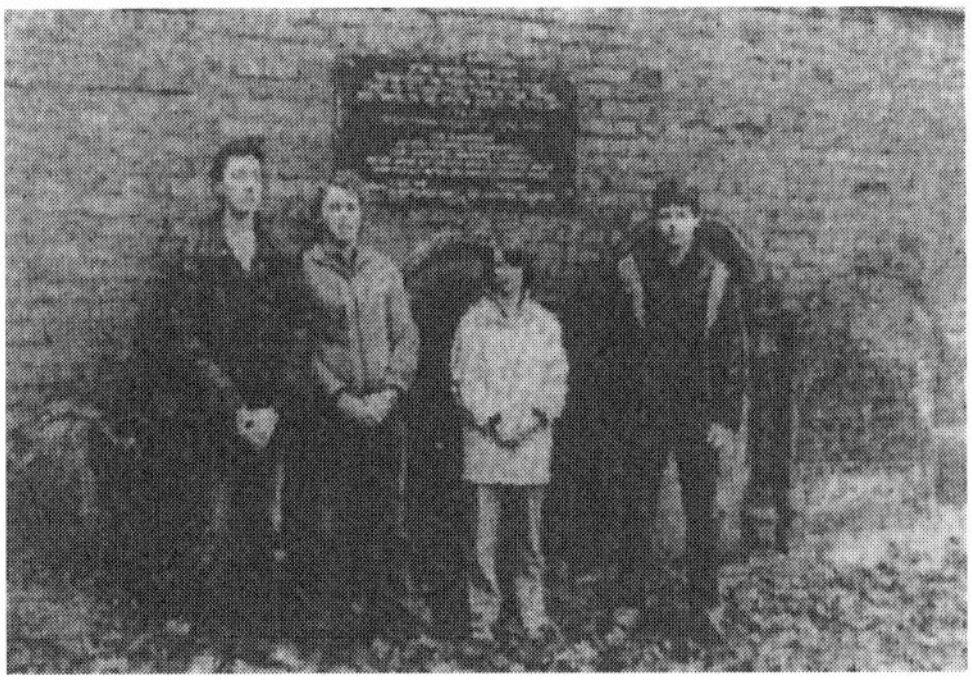

メンデルスゾーンの碑銘の前で、アルバートグッズマンろう学校中学部３年生の生徒たち

　哲学者としてのかれは、この碑銘にもうかがわれるように、通俗的、合理主義的、折衷主義的、理神論的で、その哲学史上の価値は、かれより一世紀も早く生き、そしてかれから「死せる犬」としてあつかわれた、オランダのユダヤ人哲学者スピノザにもおよばない。しかしかれは、今日から考えても言語に絶したユダヤ人差別のドイツを生き、貧しくはあったが知的に一代をなし、その子々孫々が優れた才能を世に認められていく基礎を作った。フランツ・メーリングの『ドイツ社会民主主義史』によると、フリードリヒ大王はユダヤ人から完全に公民権をうばったが、貿易、商業、手工業を助成する政策から、これらの業務にかかわっ

ていたユダヤ人、なかんずく貨幣粗悪化などあやしげな財政政策でかれをたすけたユダヤ人に特別な保護をくわえた。大王がメンデルスゾーンのベルリン在住を許したのは、かれがこのような保護ユダヤ人実業家ベルンハルトの家庭教師兼簿記方であったからである（前掲書、ミネルヴァ書房、上巻、一二五ページ）。

かれの才能を認めた大王取巻のフランス人廷臣が、かれをせめて保護ユダヤ人に格上げすることを王に願いいでる運動をおこした。しかし本人は、「平和に生きる市民の誰もが生まれながらに持っているはずの、生きる権利を、人に頼んで手に入れるなど、まっぴらごめんだ」と言って断ったという。しかしかれを認める人の策動により結局かれは「保護ユダヤ人」にされた（ハーバート・クッファバーク『三代のユダヤ人・メンデルスゾーン家の人々』横溝亮一訳、東京創元社、三六ページ）。

わたしたち障害者の立場からは、ここにこそメンデルスゾーンの真面目がある。かれの哲学の通俗も凡庸も、かれが、かれとほぼ同時代を生き、文通親交のあった哲学者インマヌエル・カントが、その批判哲学の完成についいやしたほどのエネルギーを、メンデルスゾーンは、ユダヤ人にたいするあらゆる差別と嘲罵、教育、居住、移動、職業選択の非自由との戦いに消尽してしまったことの結果であり原因であろう。

同時に、かれのこの真面目は、詩人レッシングとの間に、ドイツ文学史上にも語りつがれる有名な親交を開いた、レッシングの晩年の傑作「賢人ナータン」のモデルはメンデルスゾーンである。この作品でナータンに凝せられているのはメンデルスゾーン、サラディーンにたとえられているのはフリードリヒ大王である。サラディーンがナータンを喚問して「ユダヤ教とキリスト教と回教と、いずれが真の宗教か」と詰問する場面も本当にあったことである。ただし描写は、メンデルスゾーンがフリードリヒ大王の詩作のフランスかぶれを痛烈に批判し、不敬罪のとがで大王の前によびだされたが、ケーゲル（ボゥリング）ゲームの例をたくみにひいて大王をやりこめ、その場を収めたという故事を翻案したものである。

時代は、このカントもレッシングもふくめて、経済的におくれたドイツにあっては、人民大衆の政治的解放はむずかしく、ただ人間的解放のみが可能であったと、マルクスがのちに規定した時代であった。そのドイツにおける人間的解放は、哲学の領域では、カントに始まって、フィヒテ、シェリング、ヘーゲルとつづくドイツ思弁哲学の巨峰を築いていった。それはエンゲルスが、「ドイツの労働運動はドイツの古典哲学の相続者である」と誇らかにその論稿を結ぶところまでつづいた（『ルードヴィヒ・フォイエルバッハとドイツ古典哲学の終結』）。そしてその同じエンゲルスが一八六八年「デモクラティッシェス・ヴォッヘンブラット」によせた『資本論第一巻』の書評の中で、経済学は必然的にイギリス、フランスにおこったが、それを完成する仕事は一ドイツ人のために取っておかれた、とのべた（『マルクス・エンゲルス全集』第十六巻、大月書店、二三二ページ）人類科学史上の巨大な資産をつたえた。

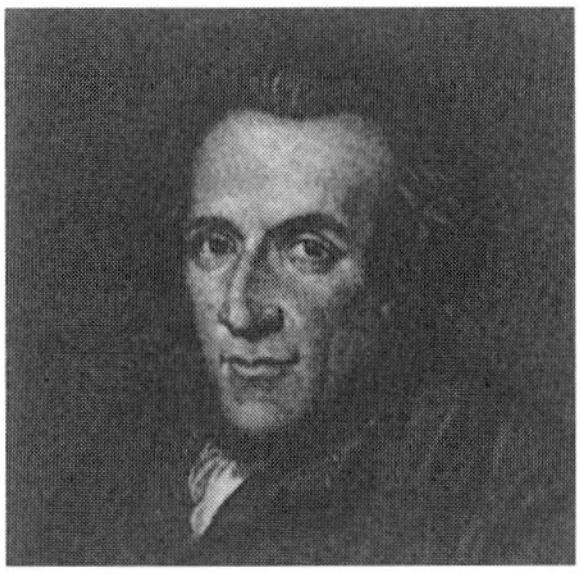
メンデルスゾーン

モーゼス・メンデルスゾーンはそのような時代を、ユダヤ人として身をかがめて生き、ある歴史観の立場からは反動的哲学者と評価される道と仕事を生きた。その通り、哲学者としてのかれは今日の価値からは「死せる犬」かもしれない。しかし、ユダヤ人解放運動におけるかれは、碑銘にもきざまれた学校をおこし、生徒たちに、狭い宗教の教義や戒律のみに関心をせばめることなく、自然、社会、人間について広く時代の到達したレベルの知識の学習に励めと教えたのである。そしてかれ自身は終生敬虔なユダヤ教徒であり、その戒律を厳格に守った。

アルバート・グッズマンろう学校中学部三年生の生徒たちは、その重い障害を克服して獲得したドイツ語の力と、それを基礎にして学んだ自然と社会と人間についてのかれらの知識にあわせて、そのようなことを付添指導の先生から、教えられ説明されたことであろう。

2 「水晶の夜」に学ぶ

一行はまたハンブルク通りへでた。南へくだって西におれるとそこはオラニエンブルク通りだった。一〇〇メートルほど歩くと左手に、円形のドームをもった廃墟の建物が姿をあらわした。シナゴーグ（ユダヤ教の教会）跡だった。建物の入口にも碑銘が打ちつけられていた。生徒たちは次のように読んだ。

建設百年を記念して

このシナゴーグは一八六六年に建設されて百年を経過した。そしてその間一九三八年十一月九日、いわゆる水晶の夜にナチスの凶手によって炎につつまれた。そして一九三九年〜四五年の第二次世界大戦中の一九四三年、連合軍の空襲によって破壊された。この神の家の玄関は永遠に警告と確証の場として残るべし。このことをゆめ忘れるな。大ベルリン地区居住ユダヤ人連合自治会会長、一九六六年十一月にしるす。

その日が十一月九日、「あの夜」の四六周年記念日だった。

一九三八年十一月九日、その二日前の七日、パリのドイツ大使館三等書記官エルンスト・フォム・ラートが、十七歳のドイツ系ユダヤ人亡命者ヘルチェル・グリンッパンに暗殺されたことを奇貨とした、ナチス宣伝相ゲッベルスのそそのかしによって、ドイツ全土の国家警察と秘密警察保安本部がユダヤ人の生命財産にたいしておそいかかった。主犯者ハイドリヒのあてにならない公式筋の報告によっても、ドイツ全土で一一九のシナゴーグが焼き討ちされ、八一五の商店が破壊され、一七一の住宅が焼き討ちにされた。暴徒によってたたきわられた商店のガラスが道路に散乱した状況によって、その恐怖の夜は「水晶の夜」として語りつたえられた。多くのユダヤ人男女、子供は射殺されたり、または焼死をまぬがれようとして死亡した。

それまでもドイツ在住のユダヤ人は、さまざまな手段でその公民権を制限されてきていたが、この「水晶の夜」は、ユダヤ人にたいする「公然たる」暴力的危害へ発展する合図ののろしになった。「ロンドンと書いてコンスタンチノープルと読め」。ゲッベルスはこの夜の国家権力による乱暴狼藉のかぎりを、ドイツ民族のユダヤ人にたいするやむにやまれぬ民族的義憤の「自然発生的な」流露であると強弁した。しかしそれは、あの悪名高いナチスの民族裁判所によってさえ、「やり方があまりにも見えすいている」と非難されることでしかなかった。

しかしそれも、権力者内部のつぶやきだけのことであった。現実にユダヤ人は、破壊のあとしまつを自力ですることを命ぜられ、その上保険金は押収され、あまつさえ十億マルクの賠償金を集団的に支払うことを命ぜられたのである。多くのユダヤ人の生活は窮迫し、路頭に投げだされた。「反共」はとっくの昔からの声であった。ここでは「ユダヤ人への迫害は戦争未明の声」であった。

3　アンネ・フランク、生ける者への警告

アルバート・グッズマンろう学校中学部三年生の生徒たちは、この日の社会科実地学習へ出発する前に、先生の選んでくれた事前学習の教材として、アンネ・フランクの「日記」の抜粋を、読みあわせ討議していた。

かれらは、かれらとちがった当時十五歳であった健聴の少女がたどった運命に涙したことであろう。身体には何の障害もなく、ドイツ語の修得には支障があったどころか、かえってそれを光り輝かせる才能を幼くしてすでにもち、少女のみずみずしい感覚、大人の偏見や愚行に曇らされることのない子どもの感覚をもって現実を直視して日記に書きとめ、平和であったならば、こうもありたい、あれもしたいと子供らしい希求や願望を語り、本当に平和であったならばできたにちがいない事実によって、戦争をおこした大人の責任を読む人の心に残酷に告発し、強制収容所での英雄的・犠牲的な行動によってそれが単にことばだけのものではないことを証明した一少女が、ユダヤ人であるというただそれだけの、自身には何の責任

もない事実によって、想像を絶する虐待にたえたあとベルゲンベルゼン収容所につぼみの生命を散らしたことを。

しかし、とまれそれはある意味では十分に語られてきた。今も語りつがれている。本書で関心としたことは、このアンネとある意味でアンチテーゼをなす人たち、ことばに貧しく情報にかぎられているがゆえに、自分の運命がいかにして、どこへ運ばれていくのか、わきまえるすべもなく、権力の策謀と欺瞞に木の葉のようにほんろうされ、人間的な抗議にも英雄的な行動にもたちあがるいとまもなく「夜と霧」の中に葬りさられるか、戦後のさびしい余生をおくっている人たちの問題である。さらにくわえて、しかもそのことが戦争と平和の教訓としても十分に語られていないという問題である。

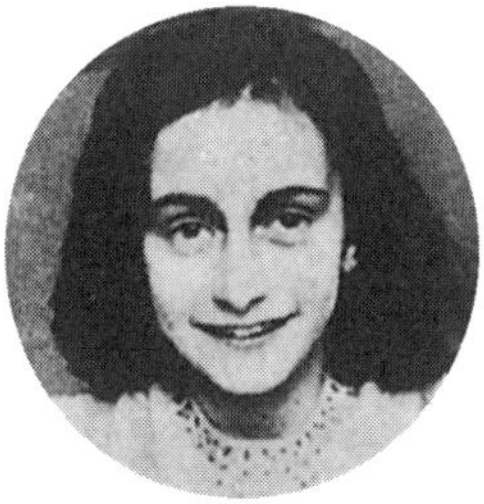

アンネ・フランク

両者に共通しているのは「ユダヤ人という、障害者というただそれだけの理由によって、自身には何の責任もない事実によって」、ということと、同じくファシズムと戦争の犠牲者であるということである。とかくドイツ語はこういう時に、独特の造語法を発揮して、ジックザールスヴェルブンデンハイト（同じ運命によって結びあわされること）など、それ自体何も説明していないのにさも何か説明しているような、厳粛な中性の抽象名詞を作って、諸物の連関関係からわたしたちの思考をそらしてしまいがちである。しかし今このジックザールスヴェルブンデンハイトは、わたしたちに何かを問いかけてやまない。時間の継承から見ても、反共が戦争前夜の声であったならば、障害者の断種は午前零時の声。「水晶の夜」が戦争未明の声ならば、「安楽死」は戦争のゴーサインとまさに同じ時刻であった。

アルバート・グッズマンろう学校の生徒たちはまた表へでた。きた道をひっかえすと、そこはマルクス・エンゲルスプラッツ。そこを横切ってローゼンタール通りへでて北に歩いていくと、そこはアルト・シェーンハウゼル通り。東ドイツ聴覚障害者文化・余暇利用センターのあるところである。そこでかれらは昼食をとり歓待をうけた。

一行はまた昼の予定に出発した。地下鉄ルクセンブルクプラッツ駅の入口で東へおれると、そこはモル通り。一行は東へどんどん歩いていった。通りはいつの間にかレーニンアレーと名前をかえ、左手にフリードリヒハインの樹林が霧に煙って見えた。通りがさらにラントベルガー通りと名を改めたところで、南北に走る道路とクロスする。その通りがワイセンゼー通り。本書の冒頭で記述したユダヤ人ろう学校のあったところ、「死せる者を悼み、生ける者への警告」をきざんだ碑銘のうちつけられているところである。

アルバート・グッズマンろう学校の生徒たちはその道を歩んだ。そして今や、自分たちの障害の直接の同胞たちが野蛮な政治権力の手によって、言語に絶するポグロムとホロコーストの犠牲となった証言の場所へきた。そして「生ける者への警告」を読んだ。

かれらは、自分たちの歩んできた道と否定しようもない現実の検証によって、かれらの持っているドイツ語の力と、自然、人間、社会についてのかれらの知識に裏づけられる以上の、力強い啓示をうけたことであろう。その啓示はかれらの、ひきつづくドイツ語の学習と、諸教科の学習により、知識として確信として、信念としてかためられ、ドイツ国民として、ドイツ民主共和国聴覚障害者難聴者協会の会員としての生きざまに、実践化されていかねばならないことである。

15 エピローグ

1 奇跡の生存者

その同じ場所で、一九八四年六月、碑銘の下に花束をささげ、長い黙祷をしている初老のイギリス人聴覚障害者夫婦がいた。ハロルド・フォールマン氏とその妻ルス・フォールマン夫人だった。

フォールマン夫人は実はそのユダヤ人ろう学校の生徒だった。碑銘には一四六名の生徒職員が連行虐殺されたとある。しかしそれで全部ではなかった。一九三九年九月、ナチスドイツがポーランドに侵入し、同時にヒトラーが「安楽死」の秘密命令をだした、まさにその直前、ユダヤ人医師フェリックス・ライヒは十一名の同校の生徒をつれてイギリスへ亡命することに成功していた。その生徒の一人がフォールマン夫人であったのである。

間一髪、よくぞ亡命しおおせたものである。当時のヨーロッパの外交事情と厳重な移民制限を考えると、ほとんど信じられないが、それは事実であった。十一名の幸運児たちはイギリスで、祖国の爆弾の洗

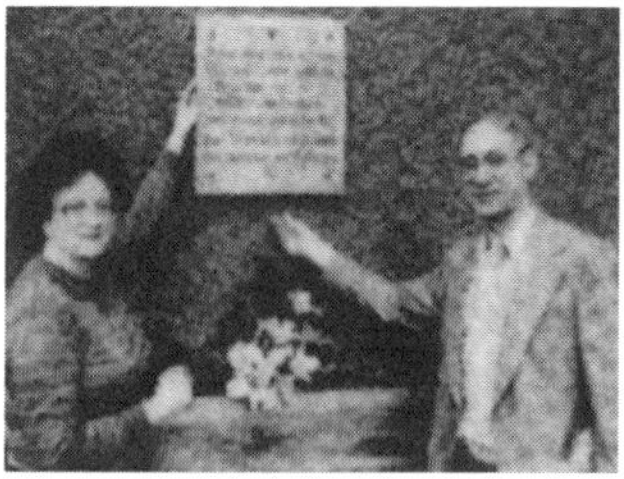
〈生ける者への警告〉の前で
フォールマン夫妻

礼をうけながら教育され、平和になった時代にそれぞれに職をもち配偶者をえて独立していった。その一人が今、夫をともなって母校跡をおとずれ、往古をしのび、学友と旧師と父母のたどった悲惨な運命に涙し、「生ける者への警告」を胸にきざんでいるのである（「ブリティッシュ・デフ・ニュース」一九八五年八月号）。

2　平和を人権を

碑銘は黙して語らない。しかし「生ける者への警告」はこうして学ばれている。これからも学ばれつづけるであろう。一九八五年五月七日、東ベルリンでおこなわれた、ヒトラーファシズム打倒、ドイツ民族解放四〇周年記念集会の宣言は、

「一九八五年は一九三九年とも一九四一年とも全くちがう。今日、平和を擁護する勢力と社会の進歩は半世紀前とは比較にならない程強められ、世界の核戦争による破滅を防ぐ現実の可能性をあたえている」と集会参加者を励ました。

今や、――。

戦争の科学技術が驚くべき発達をとげて核戦争の時代となり、もはやどこの国とどこの国の戦争といっておられなくなった時代に、この美しい地球に生息する八十億の人類のその可能性に生きたい熱い思い

は、国家のよってたつ主義と体制のちがいをこえて同じであろう。わたしたちもその可能性をますます追求していく立場で生きねばならない。

そのためにもわたしたちは、二世紀以上も前に、差別されしいたげられた人間の魂に宿った「平和に生きる市民のだれもが、生まれながらにして持っているはずの権利」を、「完全参加と平等」という、今日のより前進した標語のもとに、それをますます確実なものとしていくように、運動として、個人の努力として追求していかなくてはならない。そして単に追求するだけでは十分ではない。わたしたち一人ひとりが、わたしたちの努力が人類の歴史の中で、どのような意味と役割をしめているかを、理論的にも実践的にも明確にしながら前進しなくてはならない。

そのためにも、この美しい標語が、幾百千万の悪鬼と怨霊にぬりこめられた過去の歴史を継承していることを一度ふりかえることも無駄な学習ではないのであろう。わたしたちのヒロシマとナガサキは、人類が太陽の秘密をうばった億千万度の閃光の下に障害のない者もある者も一視同仁に、木の葉のように焼きほろぼした。本書でおぼつかなくまとめてきた事実は、戦争の「なぜ」と「どのようにして」が、民族差別と障害者差別を利用しつくして来たことを具体的に物語っているように思う。ましてや、ここでも論証して来たように、それはまた再生産される危険を今でもつねにはらんでいるのである。

あとがき

わたしがナチス統治下の障害者の問題に関心をもったのは、一九七八年のことである。その年の四月わたしは、ドイツ民主共和国ライプチヒ市でおこなわれたドイツろう教育二百周年記念シンポジウムに招かれて出席した。研究会が終わった次の日わたしは、ドイツ民主共和国聴覚障害者難聴者連盟の仕立てたワイマール、ドレスデン地方への観光ツアー一行の人になっていた。ドイツ古典文化の発祥の地であるワイマールをおとずれたのち、わたしたちは、ブッヘンワルト強制収容所跡記念博物館へ案内された。

その時、一行の中にいた十数人の聴覚障害者付の案内役のようになっていたのが、当時の副連盟長で、生来の聴覚障害者であったカール・レシューケ氏、その後連盟長となり、一九八三年のパレルモでの世界ろう者会議で、安藤日本代議員と共に選挙管理委員をつとめたあのカールである。

収容者に身長を測定すると偽装し、測定器にうがたれた穴から後頭部に弾丸をうちこんで殺したからくりを説明しながら、カールがふと思いだしたようにわたしの顔を見て言った。

「聴覚障害者もここで、劣性民族を将来に残さないために殺されたのだ……」。

今にして思っても、一語のドイツ語の筆談もまじえることなく、即席即妙の手話と身振りでよくまあそんなコミュニケーションができたものである。それほどカールは手話がたくみだった。そこからがたぴしするガラス戸を開けると、中庭のようになっていて、そこはドイツ共産党議長エルンスト・テールマンが虐殺されたところで、四季絶えることのない花が飾られていた。それがさっきのカールの説明とダブって、わたしに鮮烈な印象をのこした。

本書でまとめたことは、ビーソルド博士提供の資料と、ドイツ連邦共和国聴覚障害者連盟機関紙ドイッチェ・ゲヘルロセン・ツァイトウンク、ドイツ民主共和国聴覚障害者難聴者連盟機関紙ゲマインザム、イギリスろう連盟機関紙ブリティッシュ・デフ・ニュース、ギャロゥデッド大学刊行のザ・ワールド・アラウンド・ユー誌、その他若干の冊子からとったもの以外は、全部わたしがいろいろな文献を読んで整理したものである。新しいものはあまりない。しかし、それらの材料に障害者団体の運動の立場から、一定の分析、評価、推定、臆断、推断をくわえたのはわたしである。例えばニュルンベルク裁判におけるホスバッハ議事録の証拠採択にくわえた位置づけはわたしのもので、そのような評価をした文献はない。

類書を読んでいるうちに、障害者の断種や「安楽死」についてまちがった記述に、それもかなり名の通った論述の中で、若干めぐりあった。人が論述を誤ることがあるのはやむをえない。しかし、その本が何回もの版を重ねながら訂正されないのはまた別の問題である。ナチス時代についての研究の中で、障害者問題があまり関心をもってとりくまれていないことをしめしているものではないか。

追求しきれなかった問題も多くある。ナチス時代は、ラジオとトーキー映画の時代で、ナチスはこの新しい情報メディアの活用に抜け目がなかったが、このことと断種、安楽死問題はどうつながったのか。当時のドイツの教科書に障害者問題はどのようにあつかわれたのか。モーリッツ・ヒル以後のドイツろう教育界で障害者の優生に関する思想はどのように展開していったのか。これらのことは、大学の研究室よりは障害者運動の中で、運動の立場をふまえて、これから明らかにされていくべきことと思う。

日本国憲法が制定されて戦後日本は国民主権の国家となった。しかし、リテラシー（読み書きの能力）に問題を持ち、また社会一般の動向やマスコミの影響から疎外されがちな聴覚障害者に権利意識が浸透していくまでには時間がかかった。権利としての福祉というよりは昔ながらの救恤《きゅうじゅつ》（恵みほどこす）という意識が、障害者自身にもそのまわりにも、長い間支配的であった。

そういう時代に聴覚障害者の、聴覚障害者による、聴覚障害者のためのジャーナルをおこし、その読者を広げていくということは、特別な課題をもっていて、「日本聴力障害新聞」もさしあたり一万人の読者を獲得することを、当時の運動の目標としていた。こうしてまとめてみると、社会一般の人びとに広く読んでほしいなどと「まえがき」の中でのべたが、現在進行形において本稿はそのような課題をもってお り、それが主眼であった。そのささやかなミニコミの歴史をここで振りかえらせておいていただきたい。また、連載中の一九八五年つつがなく目標をたっし、今は二万五千の読者を射程に、歩んでいることを報告させていただきたい。

貴重な資料をよせていただいたビーソルド博士、また著者の質問にていねいに答えていただいた二つのドイツの聴覚障害者ジャーナルの編集者に、このあとがきをかりて感謝したい。また文理閣代表の黒川美富子さんには、なみなみならぬ肩入れと細かい提案、感想、注意、意見、示唆をいただいたことに厚くお礼もうしあげたい。

著者しるす

追　記

本文の二四ページでわたしは「これもドイツ国内だけである。被占領下のヨーロッパ諸国のことはわからない」と書いた。

本書の再校ゲラを待っている五月一日、「しんぶん赤旗」の六面国際欄に、「ナチ『安楽死計画』、犠牲の幼児60年ぶりに埋葬」というオーストリア特派員記事が四段通しの見出しで報道された。

外のサブタイトルを列記して内容を要約すると、

オーストリア大統領も参列、「この犯罪に裁きを」障害者を把え直そうと訴え、加害者責任と向きあうきっかけに——とある。

ようやく……、やっと……というところである。

ここに報道されている動きが、ネオ・ナチズム抬頭への批判として、被害者の立場（ナチスの侵略にたいする）の中での加害者の体験（自国民への断種と「安楽死」）の自覚という立場ですすめられているのも貴重である。

本書で検証した問題はまだ終わっていない。他のヨーロッパの被占領諸国でも、今日的課題にこたえつつ、事実の発掘がすすめられることを期待したい。

参考資料

Gesetz zur Verhütung erbkranken Nachwuchses (1933.7.14)

Die Reichsregierung hat das folgende Gesetz beschlossen, das hiermit verkünde wild:

§1.1. Wer erbkrank ist, kann unfluchtbar gemacht (sterilisiert) werden, wenn nach den Erfahrungen der ärztlichen Wissenschaft mit großer Wahrscheinlichkeit zu erwarten ist, daß seine Nachkommen an schweren körperlichen oder geistigen Erbschäden leiden werden.

2. Erbkrank im Sinne dieses Gesetzes ist, wer an einer der folgenden Krankheiten leidet:

1. angeborenem Schwachsinn,
2. Schizophrenie,
3. Zirkulärem (manisch-depressivem) Irresein,
4. Erblicher Fallsucht,
5. Erblichcm Veitstanz (Huntingtonsche Chorea),
6. Erblicher Blindhei,
7. Erblicher Taubheit,
8. Schwerer erblicher körperlicher Mißbildung.

3. Ferner kann unfluchtbar gemacht werden, wer an schwerem Alkohlizmus leidet [………]

ドイツ国民を遺伝性疾患から予防する法（1933年7月14日）

ドイツ国政府は次の法律を成立せしめた。よってここに告示する：

§1.1. 遺伝性疾患を患うものは不妊にされることが出来る。医学的経験により，もしも子孫に強度の肉体的・精神的遺伝性疾患を伝えることが大きな可能性をもって予測される場合である。
2. この法律に言う遺伝性疾患とは，次に掲げる疾病を患う者である。
1. 遺伝性精神薄弱者
2. 精神分裂病者
3. 周期的精神病者
4. 遺伝性癲癇
5. 遺伝性舞踏病
6. 遺伝性盲
7. 遺伝性聾唖
8. 遺伝性強度肢体欠陥
3. これに加えて，強度のアルコール中毒者も不妊にすることが出来る。

ニュルンベルク法

Gesetz zum Schutze des deutschen Blutes und der deutschen Ehre (1935.9.15)

Durchdrungen von der Erkenntnis, daß die Reinheit des deutschen Blutes die Voraussetzung für den Fortbestand des deutschen Volkes ist, und beseelt von dem unbeugsamen Willen, die deutsche Nation für alle Zukunft zu sichern, hat der Reichstag einstimmig das folgende Gesetz beschlossen, das hiermit verkündet wird.

§ 1.1. Eheschließungen zwischen Juden und Staatsangehörigen deutschen oder artverwandten Blutes sind verboten. Trotzdem geschlossene Ehen sind nichtig, auch wenn sie zur Umgehung dieses Gesetzes im Ausland geschlossen sind.

2. Die Nichtigkeitsklage kann nur der Staatsanwalt er-

heben.

§ 2. Außerehelicher Verkehr zwischen Juden und Staatsangehörigen deutschen oder artverwandten Blutes ist verboten.

§ 3. Juden dürfen weibliche Staatsangehöriger deutschen oder artverwandten Blutes unter 45 Jahren nicht in ihrem Haushalt beschäftigen.

§ 4.1. Juden ist das Hissen der Reichs- und Nationalflagge und das Zeigen der Reichsfarben verboten.

2. Dagegen ist ihnen das Zeigen der jüdischen Farben gestattet. Die Ausübung dieser Befugnis steht unter staatlichem Schutz.

§ 5.1. Wer dem Verbot des § 1 Zuwiderhandelt, wird mit Zuchthaus bestraft.

2. Der Mann, der dem Verbot des § 2 Zuwiderhandelt, wird mit Gefängnis oder mit Zuchthaus bestraft.

3. Wer den Bestimmungen der § § 3. oder 4 zuwiderhandelt, wird mit Gefängnis bis zu einem Jahr und mit Geldstrafe oder mit einer dieser Strafen bestraft.

ドイツ人の血液とドイツ人の名誉を保護する法
（1935年9月15日）

ドイツ人の血液はドイツ民族の存続の前提であるとの認識と，この存在を前進せしめる不退転の決意にみたされて，ドイツ国家はすべての次代の未来を保障するために，次の法律を成立せしめた。よってここに告示する。

§ 1.1. ユダヤ人とドイツ国籍を有するドイツもしくは類似の血統のドイツ人との婚約はこれを禁止する。これにもかかわらず結ばれた結婚は，たとえこの法律に基いて外国で結ばれた結婚といえども無効である。

2. これが無効についての告訴はドイツ国の弁護士によってのみ

なされる。

§2. ユダヤ人とドイツ国籍を有するドイツ人もしくは同類の血統のドイツ人の，国外における交際は禁止される。

§3. ユダヤ人は45歳以下のドイツもしくは同類の血統の婦人をその家に雇用してはならない。

§4.1. ユダヤ人はドイツ国旗の掲揚並びに，ドイツ国旗の色を使った標識の使用を禁止される。

2. これに代わって，ユダヤ人の色による標識の使用が認められる。この権利の行使はドイツ国家の保護の下に置かれる。

§5.1. 前条1条に従わざるものは収監所に収監される。

2. 前条2条に従わざる者は刑務所もしくは収監所に収監される。

3. 前条3条もしくは4条の規定に従わざる者は1年以内の懲役か，罰金もしくは類似した刑を申しわたされる。

Reichsbürgergesetz (1935.9.15)

§1.1. Staatsangehöriger ist, wer dem Schutzverband des Deutschen Reiches angehört und ihm dafür besonders verpflichtet ist.

2. Die Staatsangehörigkeit wird nach den Vorschriften des Reichs-und Staatsangehörigkeitsgesetzes erworben.

§2.1. Reichsbürger ist nur der Staatsangehörige deutschen oder artverwandten Blutes, der durch sein Verhalten beweist, daß er gewillt und geeignet ist, in Treue dem deutschen Volk und Reich zu dienen.

2. Das Reichsbürgerrecht wird durch Verleihung des Reichsbürgerberiefes erworben.

3. Der Reichsbürger ist der alleinige Träger der vollen politischen Rechte nach Maßgabe der Gesetze.

ドイツ公民法（1935年9月15日）

§1.1. ここにドイツ国籍を有する者とは，ドイツ国家の保護に属し，かつそのために特別の義務を負う者を言う。

2. ドイツ国籍は，ドイツ国の法律及びドイツ国公民法によって取得される。

§2.1. ドイツ公民とは，ドイツ国籍に属するドイツもしくは同類の血統に属し，行動を通して真実の意味でドイツ民族及び国家に奉仕する意思と能力を有すると認められた者である。

2. ドイツ公民の権利は，ドイツ公民の義務の規定に従って収得される。

3. ドイツ公民は，法律の規定に基く完全な政治的権利の唯一の享受者である。

（翻訳は著者）

引用文献

引用文献は本文の中にしめした。また英語・ドイツ語の原典からの引用も，読者の読みやすさを考えて，著者の日本語訳で引用させていただいた。日本語および日本語訳のある文献については，本文内引用をもって引用とさせていただきたい。ここでは原典から引用した文献について，あらためて原文で紹介させていただく。

Biesold, Horst

Forgotten or Concealed? Deaf Nazi-Victims Accuse—A typewritten unpublished paper written down in preparation for a lecture in U.S.A. in 1982.

Um die Wiedergutmachnung, in: Deutsche Gehörlosen Zeitung 1980 Heft 12.

Hill, Moritz

Beleuchtung der in den preußischen Gesetzen enthalten

en singulären Bestimungen in Betreff taubstummer Person. 1861, Verlag von Carl Merseburger, Leipzig.

Wagner, Wilfried
Behinderung und Nationalsozialismus-Arbeitshypothesen zur Geschihite der Sonderschule. 1977, Verlag Schweizerische Zentralstelle für Heilpädagogik, Luzern.

Janzen, Wolfgang
Behinderung und Faschismus, in: Konstitutionsprobleme Materiaristischer Behindertenpädagogik, Verlag Achenbach 1977.

Hofman, Geza
Die Rassenhygiene in den Vereinigten Staaten von Nordamerika, München 1913.

Shorsch, Ernst
Bund deutscher Taubstummenlehrer, Verbandsaufgabe in; Blätter für Taubstummenbildung, 1923 März.
Uniformung!, in; Blätter für Taubstummenbuildung, 1933 Mai.

Hild, Hans
Sonderpädagogik und Jugendfürsorge im Abwehrkamph, 1932 Selbstverlag Camberg.
Sinn und Aufgabe der Taubstummenschule in neuen Staate, in; Blätter für Taubstummenbildung, August 1933.

Schuman, Paul
Das Gesetz zur Verhütung erbkranken Nachwuchses und seine Begründung, in; Blätter für Taubstummenbildung, 1933 September.

Fischer, Eugen
Taubstummheit und Eugenik, in; Blätter für die Wohlfahrt der Gehörlosen, 1933 März. Fischer befürwortet darin "uneingeschränkt die Sterilisierung von Taubstummen, die eine Ehe zusammen eingehen wollen."

Bleidick, Urlich
Die Entwicklung und Differenzierung des Sonderschulwesens von 1898-1973 im Spiegel des Verbandes Deutscher Sonderschulen, in; Zeitschrift für Heilpädagogik 1973.

Löwe, Armin
Brasilien-Land der Kinder-Land der Zukunft, in; Hörgeschädigtenpädagogik, 34. Jahrgang.

Wallisfurth, Maria
Sie hat es mir erzählt, 1979 Verlag Herder Freiburg im Breisgau.

Proctor, Robert
Nazi Doctors, Racial Medicine, and Human Experimentation, in; The Nazi Doctors and the Nuremberg Code, Human Rights in Human Experimentation, 1992 Oxford University Press, New York Oxford.

Taylor, Telford
Opening Statement of the Prosecution December 9, 1946, in: The Nazi Doctors and the Nuremberg Code, Human Rights in Human Experimentation, 1992 Oxford University Press, New York Oxford.

Lipkowsky, Otton
150 Years of Schools for the Deaf in Poland, 1967, Institute of the Deaf and Blind in Poland.

定期刊行物（巻号は本文引用を参照されたし）

Deutsche Gehörlosen Zeitung, Mittelungsblatt des Deutsche Gehörlosen-Bundes.

Gemeinsam, Organ des Gehörlosen-und-Schwerhörigen-Verbandes der D.D.R..

British Deaf News, monthly journal of the British Association of the Deaf.

The World Around You, A Publication of Pre-College Programs, Gallaudet University.

改題復刊にあたって

「直接顔を合わせてじっくりと話したかった」、たまらなくそんなことを思わせるのが中西喜久司さんです。残念ながらそれは叶いません。だいぶ以前の二〇〇二年九月に他界されています。でも、著述を通してなら接することができます。教わることもできます。その一つが、『ナチス・ドイツと聴覚障害者―断種と「安楽死」政策を検証する』です。中西さんの代表作であり、文字通りの名著です。

実は、中西さんと私には共通のテーマがあります。それは、ナチスドイツ時代の障害者に対する蛮行を掘り下げることです。そして社会に知ってもらうことでした。私の方はと言えば、戦後七〇年の節目に当たる二〇一五年から本格的に取り組み始めました。今も進行中ですが、とりあえずは二つの点で形に表すことができました。一つは、NHKとのタイアップもあって、ETV特集やハートネットTVなどの番組につなげることができたことです（再放送を含め一九回放送）。そして、『わたしで最後にして―ナチスの障害者虐殺と優生思想』（合同出版、二〇一八年）として一冊にまとめ上げたことがもう一つの成果でした。

不覚ながら、中西さんの著作に触れたのはだいぶ後のことです。調査取材が後半に入ってから読みました。数少ない先行著作の一つであり、問題意識を磨く上で示唆に富むものでした。「ナチスドイツ時代の障害者への蛮行」という共通テーマに加えて、もう一つ重要な共通点がありました。それは、障害当事者の立場から、このテーマに向き合ったことです。中西さんには聴覚障害が、私には視覚障害があります。

障害当事者による本格的な取り組みは、国内はもとより国際的にも稀かと思われます。なお、二人の向き合い方の手法には特徴があります。中西さんは徹底して関連文献を元にしたことであり、私はインタビューを含む現場調査を主とするものでした。

ここで、中西喜久司さんの人となりに迫ってみます。このことは、生前に親交のあった人たちからの証言や著作に端的に表れています。これらから感じたままをあげると、①平和、人権、民主主義の尊さを徹底して考え方のベースに据えている、②持ち前の語学力（英語だけではなくドイツ語も）を生かしながら、外国語の原文などの一次資料を読みこなしている、③国際障害者年（一九八一年）などの障害分野に関する国際動向を重視している、④教員であったこともありわかりやすさに配慮がある、⑤一貫して聴力障害分野（全日本ろうあ連盟と置き換えてもいいかもしれません）の運動論と組織論を大事にしている、となります。中西さんのイメージを一口で表すと、「ぶれない本質探求人」と言えるでしょう。

なお、『ナチス・ドイツと聴覚障害者─断種と「安楽死」政策を検証する』は、中西さん自身が編集長を務めていた日本聴力障害新聞に連載した（一九八二年八月─一九八七年六月）「ナチスドイツ第三帝政下の聴力障害者」を素地にしたものです。詳述されている障害者を標的とした数々の蛮行は、私の調査取材からも裏付けられます。蛮行の中心は多くの聴覚障害者を含む断種政策であり、重度障害者を対象とした安楽死＝「T４作戦」でした。

断種政策と「T４作戦」についてごく簡単に触れておきましょう。ヒトラーは、一九三三年の政権奪取直後に遺伝性疾患子孫防止法（断種法）を制定しました。これの下で、短期間のうちに約四〇万人の障害者が不妊手術を強制されました。断種法の対象に、九種類の障害名が明記されています。その中には、聴覚障害者や視覚障害者も含まれていました。

断種政策だけでは手ぬるいと、今度は重度障害者を対象とした殺害政策に着手しました。これが、第二次世界大戦の開始日（一九三九年九月一日）を起点とした「T4作戦」と言われるものです。ヒトラーが常駐した総統府の至近距離に「T4作戦」本部が設けられ、ここからの指示によって、ドイツ国内の六か所の障害者専用の殺害施設で「安楽死」が行われました。犠牲者の数は、ドイツ国内だけで少なくとも二〇万人、支配下にあった国々を合わせると三〇万人以上とされています。

「T4作戦」で得られた知見や方法は、あの六〇〇万人にのぼるユダヤ人大虐殺に引き継がれました。「T4作戦」は、ユダヤ人殲滅作戦のリハーサルだったのです。

中西さんと学生時代からの同志に、元全日本ろうあ連盟理事長の高田英一さんがいます。高田さんに中西さんとの思い出を尋ねると、「松本晶行さんの紹介で中西さんと会った。三人の出会いが、後々の日本のろう者運動に影響したのでは。スポーツも簿記も得意で、とにかく多才。彼は、一九六七年にポーランドで開催された世界ろう者会議に単独で参加した。世界大会に初めて参加した日本人のろう者だった」とありました。それ以降も数々の国際会議に出席していますが、これも「ナチスと障害者」への関心につながっているのかもしれません。

断種政策も「T4作戦」も、その根底に横たわっているのは優生思想です。優生思想とは、「あるべき社会は強い者のみが生き残り、弱い者や劣る者は消えるべき」という考え方です。中西さんが深く案じていたのは、この優生思想の現代社会へのはびこりでした。やまゆり園事件での植松聖被告人の「障害者は不幸しか作れない、安楽死させた方がいい」といった言動とそれを賛美するような風潮、また優生保護法被害者に対する余りにお粗末な立法措置、為政者による生産性や経済性をことさら強調する発言など、優生思想とこれに基づく政策は着実に私たちの社会を蝕んでいます。残念ながら、中西さんの警鐘とは真逆の方向に進んでいるのです。

そんな中で、本書が復刊されることの意義はきわめて大きいと思います。再会できることになった本書が、多くの人に読まれることを期待します。世直しの一助になることに加え、障害のある人の辛苦の歴史をつなぐバトンの一つとなることを願ってやみません。最後に、復刊を熱く求めた関係者の尽力に敬意を表すとともに、熱望に応えてくれた文理閣の黒川美富子さんに深謝します。

二〇一九年九月二五日

NPO法人日本障害者協議会代表　藤井　克徳

※本書は『ナチス・ドイツと聴覚障害者―断種と「安楽死」政策を検証する』（二〇〇二年）を改題し、新装版として復刊したものです。

著者紹介

中 西 喜 久 司（なかにしきくじ）

1936年　奈良県天理市に生まれる。

1942年　小学校入学。その年に脳膜炎にかかり失聴。

1948年　県立聾学校に入学。

1962年　同志社大学英文学科を卒業。同年京都府立聾学校勤務。

1996年　定年退職。

1965年　財団法人全日本聾唖連盟理事，同連盟機関紙『日本聴力障害新聞』編集長。

2002年９月没

著　書『聴覚障害と英語教育　上・下』（三友社，2001年）

ナチス・ドイツの優生思想

断種と「安楽死」政策を検証する

2019年11月20日　第１刷発行

著　者　中西喜久司

発行者　黒川美富子

発行所　図書出版　文理閣

京都市下京区七条河原町西南角 〒600－8146

電話 075(351)7553　FAX 075(351)7560

http://www.bunrikaku.com

ISBN978－4－89259－853－1